KB189224

슈퍼에이저

80대에도 40대의
젊은 몸과 뇌로 사는 사람들

SUPER AGERS

슈퍼에이저

이정봉 지음

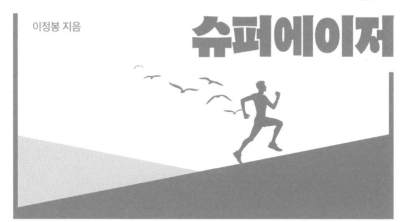

중앙books
The JoongAng Plus

불로장생은
더 이상 꿈이 아니다

현대인은 불로장생을 꿈꾼다. 그러나 초고령화 사회에서 '장생'은
어느 정도 현실이 되었지만, '불로'는 아직까지 멀게 느껴진다. 많은
이들이 노년에 가장 두려워하는 것은 죽음이 아니라 치매다. 이제
는 단순히 오래 사는 것이 아니라 젊고 건강한 몸과 정신으로 오래
살고 싶어 하는 시대다. 이런 시대의 흐름을 타고 80대가 되어서도
40대의 젊은 몸과 뇌로 살아가는 사람들이 있다. 우리는 그들을
'슈퍼에이저super-agers'라고 부른다.

이 책에서 저자는 세계적인 노화 연구자들이 슈퍼에이저에 관
해 진행한 수많은 연구 결과들을 토대로, 슈퍼에이저는 결코 유전
자로만 정해지는 것이 아니라 다양한 의학적 요법과 관리를 통해
만들어진다는 것을 밝힌다. 또 초저속 노화의 방법을 제기하면서
100세인을 '생존자', '지연자', '탈출자'라는 카테고리로 분류하여

자칫 무거울 수 있는 내용을 흥미롭고 쉽게 알려준다. 중년을 영리하게 보내지 못하면 10년, 20년 후에는 무서운 청구서가 날아올 것이라는 즐거운 협박도 함께 넣는 것을 잊지 않았다. 무엇보다 노인이 제일 두려워하는 것은 죽음이 아니라 치매라는 점을 강조하며, 노화를 막고 슈퍼에이저로 거듭나기 위한 식단, 운동, 수면, 인간관계의 올바른 지침부터 정신 건강 관리법까지 과학적인 증거 자료와 함께 구체적이면서도 깊이 있게 제시하고 있다.

이 책과 함께라면 당신은 타고난 유전자의 덫에서 해방되어 스스로의 힘으로 슈퍼에이저가 될 수 있다. 늙지 않는 몸을 꿈꾸는 분들에게 이 책을 강력 추천한다.

묵인희, 서울대 의대 교수, 치매극복연구개발사업단장

누구나 슈퍼에이저가
될 수 있다

얼마 전 유튜브에서 눈이 번쩍 뜨이는 주장을 하는 영상을 봤다. 'LDL 콜레스테롤은 심장병과 아무 관련이 없다'고 했다. 이게 사실이라면 아마 세계 대부분의 병원은 잘못된 치료를 한 죄로 문을 닫아야 할 거다.

영상 조회수가 거의 100만에 육박했고, 댓글도 "지금까지 말도 안 되는 의사들 때문에 건강을 망쳤다", "이런 분들이 더 많아져야 한다", "현대 의료와 제약 기업은 사람들을 속이고 있다"는 등의 댓글이 달렸다.

구미가 당겨 유튜브를 더 검색해봤다. 그런데 이런 주장을 담은 영상은 국내에서만 인기를 끄는 게 아니었다. 해외에서도 비슷한 주장을 하는 사람이 많았다. 그들은 대체로 전문가라고 불리는 사람들이었다.

반면 반대의 주장을 하는 사람들도 있었다. 대개 병원의 공식 채널에 올라온 영상들이다. 여기선 "LDL 콜레스테롤은 심장병 위험과 뚜렷한 인과 관계가 있다"고 못 박았다. 상관관계가 아니라 인과 관계다. 과학적으로 LDL 콜레스테롤이 높으면 심장병에 걸려 죽을 가능성이 높아진다는 말이다. 이런 영상들은 대체로 인기가 없었다. 댓글도 공격적인 내용이 많았다. "이런 사람이 의사라니 쯧쯧", "말도 안 되는 소리 하지 말라"거나 욕설도 적지 않았다.

논문을 보고 사실 관계를 살폈다. 전문의의 의견도 들었다. 그런데 결론은 "LDL 콜레스테롤이 심장병과 뚜렷한 관계가 있다"는 주류 학계의 인기 없는 의견이 사실이라는 것이다.

살아 있는 인간을 실험 대상으로 삼은 수많은 임상 결과는 이 사실이 틀림없음을 보여준다. 이 사안은 20세기에 이미 논쟁이 끝났지만 수십 년이 지난 낡은 주장도 유튜브에선 도발적인 매력으로 충전해 다시 효력을 발휘한다.

이처럼 세상엔 수많은 거짓 정보가 떠돈다. 그건 대체로 매력적인 차림새로 포장돼 있다. 거짓 정보를 만드는 건 간단한 일이지만, 이를 제거하는 건 거의 불가능하다. 대부분의 거짓 정보는 말이 거짓 정보이지 진실 90%에 독소 같은 거짓 10%가 섞여 있다. 일반인의 입장에서 이를 한눈에 구분하는 건 불가능하다. 전문가라도 10분짜리 영상 하나를 반박하려면 아마 꼬박 10시간은 넘는 자료 준비가 필요할 것이다.

가짜의 시대, 검증된 건강 정보

인간의 몸에 돼지 장기를 이식하고, 뇌에 칩을 심어 뇌파로 소통하는 시대다. 아이러니하게도 기술이 발달하면서 가짜뉴스를 판별하는 건 더 어려워지고 있다. 게다가 어떤 과학 정보는 낡았고 어떤 정보는 뒤집혔으며 어떤 정보는 불분명하다. 이를 모두 뭉뚱그리면 어떤 그림이 나올까. 아마 쓸 만한 정보는 아무것도 없는 상태가 될 것이다.

처음 '불로장생의 꿈: 바이오혁명'이라는 영상 기사 시리즈를 기획한 것도 그래서였다. 신약과 최신 치료법, 그리고 바이오메디컬 분야의 혁신을 다루며 반드시 논문을 근거로 하고 전문가 인터뷰를 통해 검증해야겠다고 생각했다.

특히 건강 관련 믿을 만한 정보, 그중에서도 노화와 치매를 예방하기 위한 방법과 그 근거를 알고 싶은 수요가 높아 이 책을 기획하게 되었다. 대부분의 최신 정보가 이 책에 담겨 있다.

슈퍼에이저는 80세가 돼도 40세의 몸과 정신을 유지하는 사람을 말한다. 인구 10명 중 1명의 비율로 나온다는 그들은 마치 치매의 침투를 막는 방어막을 뇌에 두른 듯하다. 그들은 뇌 기능 퇴화를 겪지 않을 뿐만 아니라 보통 사람들보다 신체 기능도 더 뛰어나다. 슈퍼에이저는 유전적으로 타고나는 것이라 생각하기 쉽지만 그렇지 않다. 이 책에서는 스스로의 힘으로 슈퍼에이저가 되는 방법을 알려준다.

1장은 노화를 질병으로 규정하는 현대 과학의 최신 방법론과 독특한 발견들을 소개한다. 어떤 물질들이 수명을 늘려주는 현대판 '불로초'가 될 것인지도 알아볼 것이다.

2장과 3장은 이 책의 본론에 해당한다. 노화와 치매에 대한 최신 과학적 연구의 의미를 쉽게 풀어 설명하고, 그로부터 우리가 실생활에 적용할 만한 건강 정보는 무엇인지를 상세히 다루었다.

이 모든 내용은 가장 최신의 정보를 다뤘다. 노화와 치매 분야는 무수한 연구자가 존재하고 그만큼 정보가 아주 빨리 변화하고 있기에 1년이 지나기도 전에 다시 놀라운 뉴스들이 나올지 모른다. 하지만 2024년 여름 현재로서는 치매와 노화 전략과 관련해 가장 최신의 정보가 이곳에 들어 있다고 자부한다.

4장은 앞으로 우리 일상으로 다가올 의료의 미래 모습을 펼쳐 보인다. AI가 지배할지도 모르는 의료의 미래상은 어떤 모습일지 그리고 이를 대비하기 위해 우리가 지금 할 수 있는 일은 무엇일지 모색한다.

기자는 전문가가 아니다. 전문가의 지식을 대중에게 전달하는 매개자일 뿐이다. 그래서 논문을 꼼꼼히 읽고, 있는 그대로의 사실을 옮겼으며, 그마저도 철저히 전문가의 검증을 거쳤다.

현대의 첨단 과학이 그렇듯 이 책에 나온 내용도 향후 다른 연구에 의해 반박될 가능성을 내포하고 있다. 과학은 반증이 있기에 전진할 수 있으니까 말이다. 그러니 이 책에 나온 과학적 지식과 의학 정보, 건강 팁도 영원한 진리라고 할 만큼 절대적이지는 않다.

하지만 지금까지 나온 인류의 가장 앞선 지식을 최대한 간추려 자세하게 전달하려고 노력했다. 부분의 지식을 전체로 침소봉대하거나 확증편향의 오류에 빠져 부분의 그림에 집착하지 않으려 했다.

"늙으면 죽어야지." 한국인이라면 한 번쯤은 들어봤을 것이다. 이 말은 내가 아주 어렸을 때 '대한민국 3대 거짓말'이라는 조크의 한 부분으로 쓰였다. 노인이 이렇게 말하는 건 전혀 마음에 없는 소리라는 말이다.

당연히 그럴 것이다. 누가 죽고 싶겠는가. 하지만 이 말을 찬찬히 살펴보면 말 뒤에 숨어 있는 비관과 낙담이 보인다. '늙음'을 비루하고 하찮게 여기는 정서다.

노화는 결코 그런 게 아니다. 우리 힘으로 흘러가는 세월은 막을 수 없지만, 내 몸속 노화와 치매의 시계를 늦추는 건 개인의 힘으로 가능하다. 게다가 저속 노화를 경험할 때 나이 드는 게 더 즐겁고 매력적인 일로 변할 수 있다. 누구나 슈퍼에이저가 될 수 있다.

SUPER AGERS

· 차례 ·

PART 1. 초저속 노화의 시대, 슈퍼에이저의 등장

PART 2. 슈퍼에이저는 이렇게 만들어진다

SUPER AGERS

초저속 노화의 시대, 슈퍼에이져의 등장

빠르게 늙는 시대,
노화를 늦추는 과학

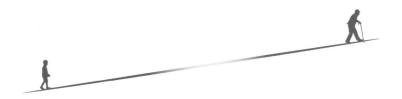

"젊은 사람들이 얼마나 많이 암센터에 치료를 받으러 오는지 보면 깜짝 놀랄 거야.

서너 해 전쯤, 암 진단을 받은 한 지인이 건강 조심하라며 말해준 경험담이다. 사실 그땐 겁주려고 하는 말인 줄 알았다. 그는 "암 치료를 받으려고 들락거리는 젊은 여성들도 많이 봤다"고도 했다. 에이 설마, 불운한 사람들이겠거니 했다.

하지만 이런 현상은 지인의 목격담에 불과한 일이 아니다. 국내 20대 암 환자 수는 2016년부터 2021년까지 5년 동안 26% 늘었다. 전 세계 30년 만의 증가 수치를 5년 만에 달성했다. 대장암이 특히 문제다. 우리나라 20~30대 대장암 발병률은 세계 1위다.

우리나라에 국한된 일만도 아니다. 세계적으로 이 같은 현상이 똑같이 관찰된다. 전 세계 의료 전문가들은 젊은 암이 폭증하는 '신종 이상 현상'을 심각하게 걱정하고 있다. 젊은 사망자 수도 이에 비례해 폭발적으로 늘어간다.

젊은 암을 의학적으로 일컫는 '조기 발병 암'은 50세 미만의 성인에게서 발생하는 암을 말한다. 1990년부터 2019년까지 조기 발병 암의 발병률은 무려 80% 늘었다. 사망자 수는 28% 늘었다. 두드러지는 건 대장암, 신장암, 췌장암 등 위장 관계 암이다.

이 추세는 더 가팔라질 것으로 전망된다. 2019년 대비 2030년엔 젊은 암 사망률은 21% 높아질 것으로 보인다. 이전 대비 거의 2배의 증가 속도다.

원인을 찾기 위한 움직임도 분주하다. 미국 워싱턴대 인 카오 교수와 매사추세츠종합병원 앤드루 챈 교수가 이끄는 국제 공동연구팀은 세계 젊은 암 원인을 규명하기 위해 나섰다. 여기에 2024년부터 5년 동안 2500만 달러(약 345억 원)가 투입된다.

과학자들이 젊은 암을 '이상 현상'으로 여기는 이유는 따로 있다. 우선, 세계적으로 65세 이상 노인의 암 발병률과 사망률은 점점 떨어지고 있는데 젊은 암만 역주행해서다. 다음은 젊은 암의 폭증이 선진국에서만 나타나서다. 현대에 올수록 더 많은 사람이 검진을 받는다는 통계적 착시를 고려해도 그 추세는 너무 뚜렷하다.

'젊은 치매'의 폭주

암만큼 무서운 치매 역시 폭주하다 선로 이탈한 기관차처럼 사람들을 위협한다. 세계보건기구who는 전 세계 고령화와 함께 2050년 치매 환자 수가 1억 5000만 명을 넘을 것으로 내다본다. 동시에 65세 이전에 치매를 앓는 젊은 치매(조기 발병 치매) 역시 늘어간다. 우리나라의 젊은 치매 환자 수는 최근 10년간 4배로 부쩍 늘었다.

인간의 수명은 길어지는데 젊은 층이 병에 취약해지는 미스터리를 어떻게 풀 수 있을까. 전문가들은 초가공 식품, 비만의 증가, 식습관의 문제, 장 속 마이크로바이옴, 미세플라스틱 등 온갖 요인을 다 점검하고 있지만 좀처럼 해답을 찾지는 못하고 있다.

이게 더 미스터리한 건 암이나 치매가 실상 노인의 병이어서다. 암이나 치매의 발병은 빈도와 축적의 문제, 즉 긴 시간이 관여해 생긴다. 즉 노화의 결과로서 발생하는 사건이다.

암은 보통 세포의 돌연변이에서 생긴다. 우리 몸의 세포는 끝없이 분열하다, 너무 많이 분열해서 기력이 떨어지면 스스로 몸에 해를 끼치지 않기 위해 사멸한다. 남에게 피해를 주지 않으려고 사라지는 것. 그게 건강을 지키기 위한 우리 신체의 매정하지만 고유한 메커니즘이다.

하지만 하루에도 수백만 번, 수억 번 몸속에 일어나는 세포 분

슈퍼에이저

열에서 오류가 생기기 마련이다. 분열할 때마다 똑같은 DNA 복제가 일어나야 하는데, 뭔가 한두 곳씩 틀린 돌연변이가 생기는 것이다. 여기엔 외부의 요인도 있다. 담배의 니코틴이나 술의 알코올, 햇빛의 자외선 같은 발암물질은 세포의 DNA를 손상하고 돌연변이를 일으킨다.

세포 분열이 많을수록, 발암물질 노출이 많을수록 돌연변이 발생도 많아진다. 이는 나이와 직접적인 연관이 있다. 세포 분열의 횟수나 발암물질의 노출이 많다는 것은 오래 살았다는 의미니까.

치매 역시 마찬가지다. 치매는 뇌의 신경 세포에 아밀로이드 베타 단백질이 엉겨붙거나 타우 단백질이 엉키면서 손상을 일으키면서 시작되는 것으로 알려져 있다. 마치 딸기에 설탕 코팅을 해 탕후루를 만들듯, 단백질 찌꺼기들이 뇌세포를 꽁꽁 코팅해 탕후루처럼 봉해버린다. 그러면 뇌세포가 점점 사멸하고 뇌의 크기가 쪼그라든다. 기억은 감퇴하고 인지 기능, 감정 표현 능력도 망가진다.

원래 우리 몸엔 뇌세포를 망가뜨리는 잘못된 단백질을 제거하는 시스템이 있다. 하지만 나이가 들면 이 시스템에도 오작동이 생긴다. 또한 이런 단백질이 엉기고 엉켜서 뇌세포에 눌러붙는 데엔 어느 정도의 시간이 소요된다. 치매의 결과가 노년에 들어 나타나는 게 그런 이유다.

노인의 병이 젊은이에게 만연한 이유를 찾는 데 필요한 작은 실마리가 한 연구에서 나타났다. 젊은이들이 늙은이의 병을 앓기 시작한 원인이 '젊은이들이 점점 더 빨리 늙기 때문'이라는 거다. 미국 워싱턴대 연구팀은 15만 명의 생물학적 나이를 조사했더니 젊은 세대일수록 더 빨리 노화한다고 2024년 4월 발표했다.

이들은 연도별 태생으로 사람들을 묶어 가속 노화 위험을 조사했다. 1950~1954년 태생에 비해 1955~1959년 태생은 가속 노화 위험이 평균 6% 높아졌다. 1960~1964년 태생과 1965~1974년 태생은 가속 노화 위험이 각각 11%, 17% 높아졌다. 즉 세대가 지날수록 점점 노화가 가속화되고 있다는 뜻이다.

이 연구에서 가속 노화 정도가 높은 사람들은 암에 걸릴 위험이 17% 증가했다. 특히 폐암, 위장암, 자궁암의 위험 증가율이 더 높았다. 이 추세를 단순 적용해보면 1974년 이후 1980년대생과 1990년대생, 2000년대생으로 갈수록 가속 노화가 더 심화될 수 있다는 결론이 나온다.

'가속 노화'는 어떻게 막을 수 있을까?

하나의 연구가 현재 젊은 암이나 젊은 치매의 이유를 모두 설명할 수는 없을 것이다. 하지만 이런 '가속 노화'를 막으면 젊은 암이나 젊은 치매를 부분적으로 줄여나갈 수 있지 않을까. 그리고 그게 현재로서는 최선의 방법이 아닐까. 이런 아이디어를 떠올린 건 현대 의료 기술과 연구는 눈부시게 발전한 반면, 의료 시스템은 수십 년 동안 패러다임이 혁신적으로 뒤바뀌진 않아서다.

기술은 놀라울 정도다. 개인 맞춤형 유전자를 세포 단위로 조작해서 한 방의 주사만 맞으면 되는 CAR(키메라 항원 수용체)-T 세포 치료가 그렇다. 유전자를 잘라내고 편집하고 바꿔치기하는 CRISPR-Cas9 기술도 마찬가지다. 이런 기술은 신의 영역을 넘보는 것 같아 보인다.

하지만 아직 의료 시스템은 치료에만 엄청난 예산이 투입된다. 예방 분야는 상대적으로 예산이 매우 부족하다. 우리는 이제까지 젊은 암이나 젊은 치매가 늘어난다는 '결과'를 받아들기 전까지 예방을 할 필요는 없었다고 본 걸까.

젊은 암이 늘었다고 마냥 걱정할 것만은 없다. 현재 나타나는 문제는 의료 기술의 발전을 시스템이 따라가지 못하는 일종의 과도기적 현상일 수 있다. 한국인은 세계적으로 10위 안에 꼽히는 장수 국가다. 장수 DNA가 몇 세대 만에 사라질 리 없다.

그러니 우선 개인적 차원에서 현대 의료 기술과 연구의 발전이 주는 커다란 인사이트를 흡수하는 게 중요하다. 사실 노화 생물학은 최근 30년 동안 크게 발전했다. 그전까지 생물학자들은 노화가 무엇이고, 수명은 무엇인지 그 과정을 이해하는 데 큰 어려움을 겪었다.

노화 연구 분야의 초기 단계에서 발견된 건 하루 먹는 칼로리를 줄이면 수명이 늘어난다는 사실을 관찰한 것이었다. 이게 1939년의 일이다. 이 결과는 이후 수많은 연구들이 쌓이면서 칼로리 제한 식사, 시간 제한 식사, 간헐적 단식 등의 형태로 발전해 왔다. 현재로서도 가장 오래되고 가장 검증된 초저속 노화 기법이 하루 칼로리 섭취를 75~80%로 제한하는 것이다.

먹는 칼로리를 제한하면 수명만 늘어나는 게 아니라 노화와 관련된 질병의 발병도 억제한다. 건강 수명도 늘려준다는 말이다. 물론 문제는 인간을 포함해서 덜 먹는 걸 좋아하는 동물은 하나도 없다는 점이다. 생쥐 실험에서도 칼로리 제한을 중단하자마자 곧장 원래 먹던 양을 회복했다.

유전적 영향을 받는 노화, 예방하는 방법은?

이후 1980년대엔 노화 연구의 패러다임을 바꾸는 발견이 있었다. 예쁜꼬마선충 연구에서 'age-1'이라는 단 하나의 유전자가 수명을 결정한다는 사실을 보인 것이다.

이게 엄청난 사건인 이유는 이전 과학자들의 막연한 편견을 부쉈기 때문이다. 당시 과학자들은 수명이라는 추상적이고 거대한 개념에 영향을 미치는 건 수백, 수천 개의 다양한 유전자의 조합이라고 생각해왔다. 그런데 단 하나의 유전자가 수명을 좌우한다니

놀랄 수밖에.

이때부터 노화를 유전자와 연관시키는 연구들이 쏟아져 나오기 시작했다. 예쁜꼬마선충의 수명을 조절하는 유전자도 현재 800개 이상이 확인됐다. 유전자는 대체 어떤 신호 전달 경로를 통해 수명에 영향을 미치는지가 다음 탐구 과제였다.

우리 몸이 하나의 국가라면, 유전자는 영토의 한가운데 들어앉아 국가 전역을 한 치도 빈틈없이 통치하는 특수위원회와 같다. 유전자는 국가의 원활한 통치를 위해서 다양한 지침을 구석구석 보내야 한다. 이게 전달되는 길을 신호 전달 경로라고 한다.

그 경로마다 길목을 지키며 서 있는 단백질들이 있는데, 이들은 유전자가 보내온 메시지가 합법적인지, 다른 지침은 없는지를 꼼꼼히 살핀다. 이 길목 안에 있는 것들을 활성화하고 억제하느냐에 따라 노화는 빨라질 수도 있고 지연될 수도 있다.

철저히 상명하복식으로 보이지만, 이 경로는 유전자라는 통치자로부터 아래쪽으로 일방 전달될 때만 이용되는 건 아니다. 세포막 수용체 같은 경비원이나 면역 세포 같은 군인들도 침입을 감지하면 이 경로를 따라 긴급 신호를 보낸다. 국가의 구성 요소인 세포도 다양한 물질의 영향을 받아 상호 작용하고 성장하고 변화하고 사멸한다. 신호 경로에 있는 단백질을 억제하거나 신호를 바꿔치기하면 세포도 노화하지 않거나 노화를 지연할 수도 있을 것이다.

지금까지 밝혀진 노화 경로 가운데 가장 유명한 것 중 하나는 단백질 TOR의 대사 경로다. 우리 몸에 존재하는 수만 종류의 단백질은 다 각자의 모양이 있다. 대개 꼬이거나 접힌 형태인데 노화가 진행되면 때로 펼쳐진 단백질도 생긴다. 그러면 이 단백질을 처리할 수단이 필요하다.

이때 가장 효율적인 방법은 그냥 단백질을 그만 만드는 것이다. 여기서 역할을 하는 게 TOR라는 단백질이다. TOR는 스트레스를 받으면 단백질 합성을 중단시키고 분해하고 재활용하게 만든다. TOR의 신호등에 빨간불이 들어오면 간접적으로 노화를 늦출 수 있다. 칼로리를 덜 먹으면 수명이 늘어나는 이유도 TOR의 비활성화와 관련이 있다.

우리 세포의 에너지 발전소인 미토콘드리아는 산소를 이용해 에너지를 만든다. 그러면서 활성 산소를 만드는데, 이게 노화를 촉진하는 주요 요인이라는 이론이 1950년대 정립됐다. 나이가 들면서 여러 조직에 산화적 손상이 발견됐기 때문이다. 이 활성 산소 이론이 70년이 넘은 현재에도 영향력이 커서인지 활성 산소를 다루는 건강 정보들이 떠돌곤 한다.

만성 염증은 노화를 가속화하는 특징으로 과학계 전반이 동의하는 지표 중 하나다. 염증은 약한 면역력이나 비만에 의해 유발될 수 있다. 수명 연장에 도움이 되는 칼로리 제한 식사는 체내 염증 지표도 완화하는 것으로 알려져 있다.

하지만 미국의 경제가 한국에도 큰 영향을 주듯 유전자뿐 아니라 신호 전달 경로도 외부의 요인을 받는다. 우리를 아침에 깨어나고 밤에 잠을 자게 하는 생체 시계와 그것이 조절하는 일주기 리듬도 마찬가지다. 이 일주기 리듬에 맞춰 언제 식사를 하고 하지 않느냐에 따라 세포도 영향을 받는다. 이는 수명까지 줄이거나 늘릴 수 있다.

사실 이외에도 노화와 관련된 연구 분야는 수십, 수백 가지다. 염색체 끝부분에 붙어 닳는 걸 막아주는 텔로미어는 짧을수록 건강 수명을 줄인다. 이 때문에 어떤 연구자들은 '텔로머라제'라는 효소로 텔로미어를 늘이는 방법을 연구하기도 한다. 세포의 시계를 거꾸로 돌리는 후성유전학이란 분야도 있고, 뭐든지 될 수 있는 유도만능줄기세포로 젊은 세포를 몸에 채워넣는 방안이 연구되기도 한다.

하지만, 일반인 입장에서 유전적인 요인을 제거하거나 예방하는 것은 현실적으로 어렵다. 그렇다면 무엇부터 신경을 써야 할까? 크게 두 가지만 주목하면 편하다. 하나는 노화를 막아주는 약제, 둘은 실생활에 바로 적용 가능한 방법이다. 우선 노화와 치매를 막아주는 최첨단 약제를 살펴보고, 개인의 삶에 적용 가능한 여러 방법들을 찬찬히 조명해보자.

노화는 질병이다

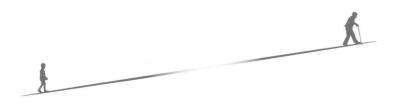

'노화는 질병인가?'

현재 학계에서 아주 첨예하게 논쟁 중인 주제다. 아직 공식 기관에서 노화를 질병으로 인정하지는 않았다. 하지만 2022년 초 WHO에서 국제질병분류표 11판을 내면서 새로운 표현을 집어넣었다. "노화는 본래의 능력을 저하시킨다"는 것이다.

노화가 공식적으로는 질병이 아니기에 노화 방지 약제는 어디가서 구하고 싶어도 살 수가 없다. 질병이 아닌데 이걸 고치는 약을 팔 수 있을 리 없기 때문이다. 하지만 비만이 질병의 범위에 들어와 있듯이 노화도 질병으로 분류하려는 공감대가 조금씩 학계에서 형성되고 있다. 노화는 그저 나이의 덧셈 이상이라는 의학적 근거가 마련되고 있다는 소리다.

노화가 인류 보편적 흐름이라면 개인 양상이야 다를 수 있지만 비슷한 집단별로 그 편차가 크지 않아야 하는 게 일반적이다. 하지만 성별의 차도 상당하다는 게 연구 결과 밝혀졌다.

덴마크 코펜하겐대 연구팀은 2023년 2월 남녀의 노화 시점과 속도가 다르다는 충격적 내용을 발표했다. 남성의 노화는 늦게 시작하지만 진행 속도는 더 빠른 반면에 여성의 노화는 일찍 나타나지만 천천히 진행된다는 것이다.

남녀 다르게 늙는 건 '진화'의 결과

연구팀은 1876년생부터 최근 태어난 신생아까지 세대와 연령을 아울러 노화의 패턴을 찾았다. 이번 연구는 실험실에서 조직 세포를 현미경으로 들여다본 게 아니라 개인의 의학 정보를 추출해 AI로 비교해 패턴을 찾았다.

그랬더니 병리학적으로 남녀의 노화 시작 시점과 속도가 사뭇 다른 것으로 드러났다. 여성은 19세, 즉 신체적 발달을 마치자마자 바로 노화가 시작됐다. 남성은 40세 전후에 병리학적 노화가 시작됐다.

하지만 여성의 노화 진행 속도는 남성보다 더뎠다. 남성은 노화를 40세 무렵에 늦게 시작해서 급격하게 진행했다. 하지만 50세 전후에 진행 속도가 느려졌다가 70세에 이르자 다시 급격하게 빨라졌다.

> "원시적 상태의 남녀는 역할이 다르다. 여성은 가족을 돌보고 남성은 사냥을 한다. 여성은 노화가 일찍 시작하는 것으로부터 양육하는 데 이점을 얻었을 것이다. 남성은 밖에서 사냥을 하면서도 살아남아 더 많은 자손을 남겨야 한다. 그래서 신체의 노화가 더 늦게 도달했을 것이다. 물론 이는 가설을 바탕으로 한 추정이다."
>
> (모르텐 스카이뷔-크눗센, 덴마크 코펜하겐대 세포분자의학과 교수)

이번 연구에선 노화를 늦춰주는 약제도 AI로 탐색했다. 3500만 개 이상의 논문과 인터넷 사이트에서 노화 관련 키워드와 이를 늦추는 약제를 찾았고, 이를 다시 노화를 일으키는 병리적 특징에 적용했다.

그 결과 노화에 가장 효과가 있을 것으로 보이는 약은 '닌테다닙'이었다. 닌테다닙은 베링거인겔하임의 특발성폐섬유증 치료제로 폐의 섬유화를 억제한다. 연구팀이 이를 노랑초파리에 먹이자 수명이 대조군에 비해 크게 늘었다. 이 약은 노화 세포의 STAT3이라는 유전자의 경로를 차단해 노화 세포가 신체에 해로운 영향을 미치기 전에 미리 제거한다.

현대판 '불로초' 세놀리틱을 찾기 위한 노력

이 닌테다닙 같은 약을 '세놀리틱'이라고 한다. 세놀리틱은 정상 세포는 손상시키지 않으면서 노화 세포만 선택적으로 사멸시킨다. 현대판 불로장생초라고 할 수 있다.

노화를 막기 위해선 노화 세포senescence cell의 제거가 핵심이다. 노화 세포는 과학적으로 사용할 때 그저 오래된, 나이 든 세포를 통칭하는 말이 아니다. 노화 세포만의 특수한 성질이 따로 있다. 잘 죽지도 않으며, 염증을 일으켜 궤짝 안 썩은 사과처럼 다른 건강한 정상 세포도 병들게 하는 좀비 같은 특성을 지녔다. DNA 돌연변이를 만들고 암세포로 변할 수도 있다.

지금 세계적으로 세놀리틱을 찾기 위한 경쟁은 매우 치열하다. 칼리코Calico, 바이오스플라이스Biosplice, 인실리코 메디신Insilico Medicine 같은 업계 상위 회사들은 각각 투자액 약 2조 원, 1조 원, 5000억 원을 유치했다. 이 분야 선두 주자는 세계 최고의 의료기관인 메이요 클리닉 의사들이 아마존 제프 베이조스의 후원을 받아 설립한 유니티 바이오테크놀로지로 꼽힌다.

2018년 미국 메이요 클리닉을 비롯한 합동 연구진은 특정한 세놀리틱의 효과를 밝히기도 했다. 암 치료제인 다사티닙과 케르세틴을 섞어 세놀리틱을 만들어 쥐에게 투여하자 더 오래 살고 질병 위험도 낮았다.

이 외 세놀리틱 후보군으로는 피세틴, 천연 포도씨 추출물인 폴리페놀 프로시아니딘 C1, 특정 열 충격 단백질 억제제, 골다공증 치료에 쓰이는 졸레드로네이트와 화학요법제인 나비토클락스 등이 세계적으로 임상시험에 들어가 있다.

사실 노화 방지의 메커니즘은 끝도 없이 다양하고 이를 방지하려는 방식은 그보다 더 많다. 그래서 노화 학계에선 "현장의 연구자 수보다 노화 이론 수가 더 많다"는 우스갯소리가 돈다.

하지만 2024년 1월 MIT 건강수명학회 연구팀은 이를 정리해서 8가지 목록으로 굵직하게 추렸다. 지난 10년 동안 임상 자료가 충분히 확보됐고, 동물 실험에서 뚜렷한 성과를 보였고, 인간에게 안전한 것들이다.

그중 하나는 위에서 설명한 세놀리틱이다. 그 외엔 메트포르민, NAD+ 전구체, 글루카곤 유사 펩타이드-1(GLP-1) 수용체 작용제, TORC1 억제제, 스페르미딘, 프로바이오틱스, 항염증제가 포함됐다.

메트포르민은 사실 노화 방지 약제라기보다 당뇨병 치료제로 1950년대 개발된 약이다. 1918년 혈당을 낮추는 것으로 확인된 프랑스 라일락이란 약초에서 성분을 가져왔다. 특히 장 내 미생물 환경을 개선해주고 노화 세포 축적도 감소해준다.

NAD+는 시르투인이라는 단백질을 활성화해 세포 노화를 억제하는 것으로 알려져 있다. NAD+의 전구체인 NR이나 NMN을 보충하면 NAD+ 기능을 회복할 수 있다. NAD+를 보충하는 물질 말고도 레스베라트롤이나 케르세틴, 피세틴 같은 물질도 시르투인을 활성화해준다고 한다.

GLP-1은 음식을 먹으면 장에서 생기는 호르몬으로 인슐린 분비를 자극한다. 보통 비만 치료제로 쓰이는 위고비나 삭센다와 같은 약이 GLP-1과 유사하게 작용해서 포만감을 느끼게 해준다. 세마글루티드, 둘라글루티드, 알비글루티드, 엑세나타이드, 리라글루티드, 릭시세나타이드, 티르제파티드와 같은 GLP-1 수용체 작용제는 식욕 억제를 통해 체중을 줄여줘서 세계적으로 뜨거운 인기를 누리고 있다. 동물 실험에선 이런 약제가 뇌에 영향을 미치는 노화 과정을 늦추거나 심지어 역전시키는 것으로 나타났다.

TORc1 억제제인 라파마이신은 1972년 거대 석상으로 유명한 이스터섬에서 발견된 박테리아에서 추출한 물질이다. 페니실린이 항생제라면 라파마이신은 원래 항진균제로 쓰였다. 1999년 면역 억제제로 미국 식품의약국 FDA의 승인을 받았지만 오히려 이후 노화 방지 효과가 더 크게 알려졌다. mTOR라는 단백질 대사 경로에 개입해 노화를 지연시킨다.

천연 물질인 스페르미딘은 여러 동물 실험에서 수명을 늘려주는 효과를 보였다. 스페르미딘의 효과 중 가장 유명한 건 자가 포식이다. 우리 몸의 세포가 노폐물을 스스로 잡아먹는 것처럼 처리하는 걸 자가 포식이라고 한다. 식사를 제한하거나 간헐적 단식을 하면 이런 효과를 볼 수 있어 요즘 큰 인기를 얻었다. 스페르미딘도 이와 비슷한 효과를 보인다.

프로바이오틱스는 장 내 미생물의 건강성을 회복해 염증을 줄이고 인체 면역 기능을 올려준다. 코르티코스테로이드, 아스피린, 이부프로펜 같은 항염증제 역시 노화의 핵심 지표인 염증을 제거해 노화를 지연시키는 것으로 알려져 있다.

MIT 연구팀은 이 중에서 "메트포르민이 선두 주자로 보인다"고 했다. NAD+ 수치를 증가시키는 NR과 NMN이나 GLP-1 수용체 작용제도 여러 임상에서 긍정적인 결과를 다수 나타냈다. 다만 라파마이신은 "양날의 검"으로, 스페르미딘은 "임상이 드물었다"고 표현했다. 세놀리틱스, 프로바이오틱스, 항염증제는 추가 연구가 더 필요하다고 평가했다.

여기서 MIT 연구팀이 인간에게 적용하기엔 상당한 난관이 있을 것으로 보고 평가를 피한 노화 방지 전략이 하나 있다. '야마나카 인자'로 후성유전체를 조작해 세포 노화를 역전시키는 방법이다. 야마나카 인자는 네 가지 전사인자를 코딩하는 유전자의 조합이다. 이미 다 분화해서 어엿히 기능하고 있는 세포를 뭐든지 다 변할 수 있는 배아줄기세포로 바꿔놓는다. 세포의 시계를 거꾸로 돌리는 것이다. 언뜻 마법처럼 들린다.

　이 방법은 학계에서 논란이 가장 뜨거운 사안이다. MIT 연구팀은 "인간에게 안전하게 적용하기는 어려울 것"이라고 내다봤다. 하지만 야마나카 인자를 연구하는 과학자나 연구원이 새로운 발표를 하는 날엔 세미나장에 구름 같은 관중이 몰리곤 한다.

　2023년 1월엔 하버드대 의대 데이비드 싱클레어 교수가 야마나카 인자를 이용해 늙은 쥐의 젊음을 되돌리는 '기적' 같은 일을 연구로 펼쳐내기도 했다.

　여기서 중요한 건 노화를 가역적인 과정으로 봤다는 사실이다. 노화를 되돌릴 수 있다는 말이다. 그리고 이는 후성유전학적 정보를 통해서 가능하다고 했다.

　가역적可逆的이란 건 찰흙으로 그릇 모양을 빚는 것과 같다. 찰흙을 다시 뭉치면 원상태로 돌아가고 다시 다른 모양을 빚을 수 있다. 그런데 이 찰흙 그릇에 유약을 바르고 가마에 구워서 도자기 그릇을 만들면 어떻게 될까. 한번 깨지면 원상태로 되돌릴 수 없다. 이를 비非가역적이라고 한다.

　오랜 세월 과학자들은 생명체의 발달 과정과 노화를 비가역적이라고 생각했다. 1942년 영국의 유전학자 콘래드 워딩턴은 인간 세포의 발달은 언덕을 내려가는 공이라고 표현했다. 정자와 난자가 만나서 배아가 만들어지고, 결국 인간이라는 형체를 이루고 늙어가는 단계는 마치 위에서 아래로 공을 떨어뜨린 것처럼 다시는 전 단계로 돌아갈 수 없는 과정이라고 생각했다.

하지만 1962년 존 거든 경은 아프리카발톱개구리 올챙이의 체세포에서 핵을 빼내고 핵을 제거한 개구리 알에다 넣으면 알이 다시 올챙이로 부화해서 성장한다는 걸 보였다. 핵을 빼낸 그 올챙이와 똑같은 DNA를 가진 복제 올챙이였다. 이 기술은 발전을 거듭해 1996년 복제 양 돌리를 탄생시키기도 했다.

과학자들은 생명의 비밀을 탐구하면서 모든 종류의 세포가 될 수 있는 줄기세포란 걸 발견했다. 그리고 인간이 살아 있는 세포의 운명을 바꿀 수도 있다는 사실을 알게 됐다. 바로 노화의 시계를 거꾸로 돌리는 능력이다. 그 핵심 역할을 하는 게 후성유전체다.

우리 몸 세포 안에 핵이 있고 그 안에 우리 몸의 모든 메커니즘을 지배하는 컨트롤 타워인 DNA가 들어 있다. 그런데 뇌세포든 간세포든, 피부 세포든 핵 안엔 다 똑같은 DNA가 들어 있는데, 왜 각기 다른 장소에서 다른 세포가 돼 다른 기능을 하는 걸까.

이걸 결정하는 게 바로 후성유전체다. DNA 주변에 붙어서 어떤 DNA를 발현할지 말지 스위치를 켜고 끄며, 노화의 시계를 빨리 돌리기도 하고 거꾸로 돌리기도 한다.

"유전자는 어떻게 보면 이미 다 만들어 놓은 그림이다. 거기서 우리가 '어떤 걸 가져와서 어떻게 보여주냐'가 후성유전체라고 얘기할 수 있다. 사람의 유전체는 2만 3000개 정도의 유전자로 구성되어 있다고 알려져 있다. 물론 2만 3000개의 유전자가 다 발현이 되는 게 아니다. 우리 눈이나 코, 신경 등 모든 세포가 갖고 있는 서로 다른 특징과 모양은 바로 후성유전체에 의해 결정된다."

(김경규, 성균관대 의대 정밀의학과 교수)

그렇다면 이 후성유전체를 바꾸면 노화의 시계를 되감을 수도 있지 않을까. 일본의 야마나카 신야라는 의사가 2005년 여름 이 발상을 실험에 옮겼다. 생쥐의 피부 세포에 4종류의 후성유전정보와 관련된 단백질을 넣었다. 피부 세포는 후성유전체의 정보가 바뀌면서 세월을 거슬러 올라가, 무엇이든 될 수 있는 세포인 만능줄기세포로 변했다. 세포의 정보를 모두 포맷하고 아예 초기 단계로 리프로그래밍한 것이다.

"후성유전체에 의해 피부 세포에서 현재 1만 개의 유전자가 발현되고 있다고 해보자. 후성유전체를 어떤 외부 요인에 의해서 변화시킨다면 1만 개가 아니라 2만 개가 발현될 수도 있다. 또 다른 1만 개의 유전자가 발현된다면 그때는 피부 세포가 아니고 전혀 다른 세포의 특징을 갖게 될 것이다. 그래서 리프로그래밍은 이미 후성유전체에서 규정된 특정한 유전자의 발현을, 다시 세팅해서 다른 유전자의 발현으로 바꿔놓는 과정이라고 할 수 있다."

(김경규, 성균관대 의대 정밀의학과 교수)

2016년 후안 카를로스 이스피수아 벨몬테라는 스페인 과학자가 생체 시계를 되돌리는 이 야마나카의 단백질 혼합물을 조로증에 걸린 쥐에게 투여했다. 쥐의 수명이 30% 늘었다. 2022년 영국 케임브리지대에선 50대 피부 세포를 부분적으로 리프로그래밍해 20대의 피부로 돌려놓기도 했다. 그리고 2023년 초엔 후성유전정보를 바꿔서 훨씬 빨리 노화한 쥐에게 생체 시계를 되돌리는 야마나카의 단백질을 쓰자 다시 젊음을 회복했다는 결과를 하버드대 의대에서 내놨다.

하지만 낙관하기엔 아직 이르다. MIT 연구팀도 이 문제를 정확하게 인지하고 있다. 우선 세포를 리프로그래밍하는 야마나카 인자의 메커니즘이 정확히 밝혀지지는 않았다.

만약 세포를 너무 초기 단계로 돌려버리면, 뭐든지 될 수 있는 이 세포는 종종 암세포가 되는 걸 택하기도 한다. 지금까지 노화를 막는다는 물질이 암을 유발하는 것으로 결론 내려진 사례도 많다.

"소위 야마나카 팩터의 4가지 유전자를 강제로 발현시키면 분화가 다 끝난 세포를 역분화 과정을 거쳐 줄기세포로 만들게 된다. 그 얘기는 그 세포가 모든 세포로 분화가 가능한 아주 어린 상태의 세포로 변화했다는 뜻이다. 후성유전체를 거꾸로 돌리는 과정을 통해 모든 유전자의 발현이 가능한 상태로 다시 세팅을 해놓는다고 해보자. 그러면 거꾸로 다시 젊은 세포로 돌아가는 소위 역노화 과정을 거치게 된다. 줄기세포는 모든 세포로 분화할 수 있는 특징을 가지고 있다. 그렇기 때문에 정교한 분화 과정을 거치지 않으면 원하지 않는 세포로 분화할 수 있고 끊임없이 증식하는 암세포와 같은 특징을 가지게 된다. 역노화 과정이나 아니면 분화 과정에 있어서 이 줄기세포의 성질을 잘 조절할 수 있는 방법을 잘 개발하는 것이 아주 중요한 포인트다."

(김경규, 성균관대 의대 정밀의학과 교수)

이런 결과들이 쌓이면서 노화 물질을 찾는 대형 스타트업도 태어나고 있다. 대표적인 게 2021년 설립된 알토스 랩스다. 창업 자금으로 30억 달러를 유치한 태생부터 유니콘 기업이다. 다수의 노벨상 수상자가 포함돼 있어 화려하기 그지없다.

최근엔 리프로그래밍된 세포가 독극물의 침범에서 생쥐를 살리기도 했다고 밝히기도 했다. 간 독성을 일으키는 엄청난 양의 아세트아미노펜을 준 생쥐 중 절반이 살아남았다.

"하버드대 싱클레어 교수 실험실에선 야마나카 팩터를 이용하지 않고 이와 비슷한 효과를 보이는 소위 저분자 화학 물질 6가지를 적용해봤다. 그랬더니 부분적 리프로그래밍과 비슷하게 역노화를 일으킨다는 그런 결과가 발표되기도 해서 전 세계가 약간 흥분하고 있는 상태다. 치료제 측면에서 야마나카 팩터 4개를 동시에 환자한테 처리한다는 건 기술적으로 상당히 어렵다. 만약 그런 유전자 치료가 아니고 그와 동일한 효과를 내는 어떤 화학적 물질을 적용해서 동일한 효과를 낸다면 쉽게 치료제로 적용이 가능할 것이다. 10년보다 훨씬 더 짧은 기간 안에 가시적인 성과는 분명히 있을 거라고 생각한다. 하지만 실제로 그게 약으로 연결되는 과정에서는 어떤 난관이 있을지는 조금 더 지켜봐야 되지 않을까 한다."

(김경규, 성균관대 의대 정밀의학과 교수)

만약 WHO나 FDA 같은 권위 있는 기관이 노화를 질병으로 인정하는 날이 오면 사람들은 노화를 완화하거나 방지하는 약물을 처방받게 될 것이다. 하지만 동시에 노인을 '환자'로 분류하는 윤리적이고 철학적인 문제에도 직면할 수도 있다. 그게 인류에게 축복이 될지 재앙이 될지는 모르겠지만, 노화 방지 약의 등장은 시간문제로 보인다.

치매를 되돌린
항암제

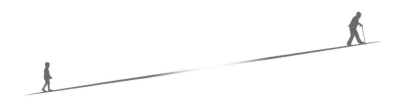

치매는 가장 절망적인 질병이다. 뇌를 파괴하고 기억력을 앗아간다. 인간의 기억은 자아 정체성의 토대다. 인생 이야기가 오롯이 담긴 우리의 기억이 사라지는 건 영혼을 잃는 것과 같다. 치매의 가장 흔한 형태는 알츠하이머병이다. 치매의 약 70%를 차지한다.

죽어 없어진 뇌세포를 다시 살리다

알츠하이머병 발병에 관한 주류 이론은 '아밀로이드 가설'이다. 앞서 설명했듯 아밀로이드 베타라는 단백질 찌꺼기가 뇌세포를 감싸서 죽이기 때문에 병이 생긴다는 내용이다.

설탕에 싼 딸기 탕후루처럼 이런 찌꺼기들이 뇌세포를 절여서 죽인다는 것이다. 이 이론은 아밀로이드 베타를 제거해서 뇌 인지 저하를 막고 알츠하이머병을 극복할 수 있다고 보는 약의 개발로 이어졌다.

하지만 최근 이 이론에 의거한 것이 아닌 다른 여러 가설들에 대한 실험이 곳곳에서 일어나고 있다. 알츠하이머병에 대한 다양한 도전들이 도처에서 산발적으로 일어나는 중이다. 우선 최근의 가장 놀라운 이론인 '신경 발생 가설'을 보자. 이 이론의 연구자들은 죽어 없어진 뇌세포를 다시 살린다는 도발적 목표를 추구한다. 이론을 이해하려면 알츠하이머병이 어떻게 우리의 고귀한 영혼을 파괴하는지, 그 과정을 대략적으로 이해해야 한다.

알츠하이머병의 초기 증상은 기억이 뒤죽박죽 헝클어지는 것이다. 새로운 정보가 등록되지 않고, 비슷한 것들이 구분되지 않는다. 자주 가던 곳을 찾지 못하고 늘 갖고 다니던 휴대폰과 지갑을 잃어버린다.

원래 우리 뇌는 매우 정교해서 비슷한 것들을 기가 막히게 구분해낸다. 비슷한 차들이 늘어선 주차장에서도 내 차를 쉽게 찾아낸다. 한번 가봤던 길도 대강 기억해낸다.

뇌에 그런 기능을 맡은 부위가 따로 있기 때문이다. 치상회 혹은 치아이랑이라고 불리는 아주 작은 부위다. 기억과 학습을 담당하는 해마의 한 부분이다. 쥐에겐 100만 개 정도, 인간에겐 1000만 개 정도의 석류 알갱이처럼 생긴 '과립세포'가 가득 들어차 있다.

해마는 뇌 가운데 위치해 기억과 학습, 공간 지각, 심지어 감정까지 담당하는 매우매우 중요한 부위다. 그중에서도 치상회는 해마의 안쪽에 자리 잡고 있다. 해부학적으로 보면 뾰족뾰족한 능선이 테두리를 이루고 있어, 치아의 모양을 닮은 이랑이라는 뜻으로 치상회齒狀回라고 부른다.

치상회는 매우 비슷한 정보들을 뚜렷하고 고유한 세부사항으로 분리한다. 치상회의 이런 기능을 '패턴 구분'이라고 한다. 세상의 무수한 패턴을 다 구분해서 각각의 의미를 매기는 것이다.

만약 우리가 길이든 사람이든 서로 다른지 분간하지 못하면 인간이 만든 그 어떤 체계도 무의미할 것이다. 나에게 소중한 사람과 그렇지 않은 사람의 구분이 사라지면 사랑이라는 고귀한 가치도 의미를 잃는다. 이런 과정을 통해 치상회는 일화적 기억을 형성한다. 우리 삶의 이야기가 이곳에서 만들어진다. 즉, 치상회는 나와 나를 둘러싼 세상에 가치를 부여한다.

치상회는 감정의 처리에도 관여한다. 우울증이나 조현병 환자는 치상회의 기능이 온전치 못하다. 이 손가락 크기만 한 작은 뇌의 영역은 우리 삶 전체를 뒤흔들 만한 잠재력을 가졌다.

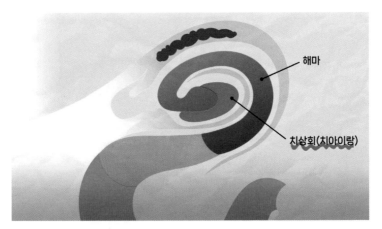

해마의 안쪽에 자리한 치상회.

그래서 치상회가 망가지면 길을 찾고 기억을 떠올리는 데 극심한 어려움을 겪는다. 치상회 기능이 마비된 쥐는 미로 속 이미 가봤던 길을 처음 보는 것처럼 행동한다. 같은 곳을 또 간 건데 이전에 왔는지 기억하지 못하는 것이다. 알츠하이머병 환자들의 경우도 마찬가지다. 치상회의 기능이 망가지면서 중요한 기억을 잊고 소중한 사람을 못 알아보고 삶의 의미를 잃어간다.

다행히 알츠하이머병이 발견된 지 116년 만인 2023년, 사상처음으로 효과를 보인 치매 치료제 레나케맙이 FDA 승인을 받았다. 이 치료제는 아밀로이드 가설에 기반해 개발됐으며, 뇌에 단백질 찌꺼기가 쌓이지 못하게 해 치매로 인한 인지 저하를 늦춰준다. 우리의 소중한 치상회를 지킬 방법이 생긴 것이다.

그런데 한 가지 의문이 생긴다. 발병 원인을 제거하는 건 좋은데, 이미 죽어서 사라진 뇌세포는 어떡하나? 치매 치료제는 이미 죽어 없어진 뇌세포를 복구해주지는 못한다.

뇌세포, 특히 뉴런은 우리가 엄마 배 속에서 나온 뒤엔 더 이상 새로 생성되지 않는다고 알려져 있기 때문이다. 머리를 심하게 다치는 것도 치매의 위험 요인으로 분류되는 게 그래서다. 트라우마가 생길 정도로 머리를 크게 다치면 그만큼 뇌세포가 뭉텅이로 죽어나간다. 우리는 뇌세포 하나하나를 소중하게 여겨야 한다.

하지만 최근 과학자들은 성인의 뇌세포가 새로 생겨난다는 증거를 속속 발견하고 있다. 뇌세포가 계속 생겨나는 증거를 발견한 사실은 매우 중요하다. 알츠하이머병을 치유할 커다란 잠재력이 있기 때문이다. 뇌세포가 어른이 된 뒤에도 계속 생겨난다면 우리는 그 메커니즘을 활용할 수 있을지 모른다. 뇌세포가 죽어 사라진 자리에 새로운 뇌세포를 공급할 수 있을 테니까.

카나리아의 노래

동물들이 뇌세포를 새로 생성한다는 증거를 찾은 건 오래됐다. 1965년 MIT의 조셉 알트만과 고팔 다스가 성체 쥐의 해마에서 새로운 뉴런이 움을 틔웠다는 증거를 발견했다. 1983년 카나리아,

1997년 나무두더지, 1999년엔 인간과 가까운 영장류인 구세계원숭이에서도 새로운 뇌세포 생성이 보고됐다. 이러한 뇌세포는 모두 치상회에서 생겨났다. 카나리아의 경우엔 새로운 노래를 배울 때 새로운 뇌세포가 치상회에서 생겨났다.

> "새로운 기억이 처음 만들어질 때 치상회가 기능을 한다고 알려져 있다. 해마 중에서도 치상회에서는 새로운 신경세포를 만들어내기도 한다. 새로운 기억을 만들 때 그 새로운 신경세포들이 같이 생성되면서 새로운 기억이 형성되는 데 기여를 하는 구조라고 할 수 있다."
>
> (김미연, 지뉴브 책임연구원)

1998년 어른이 된 인간에게도 새로운 뇌세포가 치상회에서 생긴다는 연구 결과가 발표됐다. 하지만 이 논문으로 논란이 끝나고 사실로 확정된 건 아니다. 몇몇 연구가 발표됐는데, 연구마다 결론이 제각각이다. 어떤 연구는 뇌세포가 생겨난 증거를 찾았다고 했지만 다른 연구는 그런 일 없다고 반박한다.

성인이 돼도 치상회에선 세포의 80%가 재생을 겪고 매일 700개의 새로운 뇌세포가 자라난다고 한다. 90세 노인에게서도 새로운 뇌세포가 생기는 것을 발견하기도 했다. 반면 다른 연구에선 7세 이후엔 새로운 뇌세포가 거의 생기지 않는 것으로 나타났다.

2018년 미국 UCSF가 발표한 연구 결과는 학계를 발칵 뒤집어났다. 인간 성인 뇌세포 생성에 낙관적이던 학계 분위기에 찬물을 끼얹는 결과였기 때문이다. 이 연구에서 인간은 1세가 되기 전 뇌세포 생성 96%를 완료하고, 7세부터는 뇌세포가 생성되지 않는다고 했다. 연구 방법론을 지적한 반박이 잇따랐다.

> "발달을 하고 있는 어린이는 뇌에서 신경세포 발생이 일어나는 게 관찰되지만, 나이가 들수록 그런 신경 발생이 나타나지 않는다는 논문이 발표된 바 있다. 하지만 발표가 되자마자 굉장히 많은 연구팀에서 '그렇지 않다'라는 반박 논문이나 의견, 레터를 실었다. 여러 연구에서 성인의 신경 발생이 잘 관찰된다는 증거가 나왔다. 나이가 든 사람도 신경 발생은 일어날 거라고 생각한다."
>
> (김미연, 지뉴브 책임연구원)

확정적이든 아니든 성인의 뇌에서 새로운 뇌세포가 생긴다는 증거가 있는 건 사실이다. 많은 과학자들은 치상회에 약을 써서 뇌세포 생성을 돕는 연구를 활발히 하고 있다.

치매의 시계를 거꾸로 돌리는 '신경 발생 가설'

이는 알츠하이머병의 근본적인 치료와도 연결된다. 그저 단백질 찌꺼기를 없애는 원인 제거 치료보다 뇌세포를 생기게 한다면 사람의 인지 기능도 되돌릴 수도 있기 때문이다. 이를 '신경 발생 가설'이라고 한다. 주류 이론인 '아밀로이드 가설'과 대응하는 개념이다.

　실제로 알츠하이머병에 걸린 사람은 치상회에서 새로 생긴 뉴런의 수가 극히 적어진다. 이는 아밀로이드 베타가 생겨나기 전부터 일어나는 일이다. 그래서 아밀로이드 베타가 원인이 아니라 새

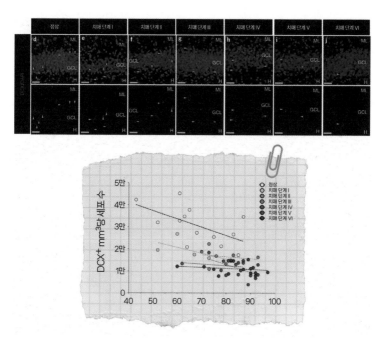

알츠하이머병 환자에게선 뇌세포 생성이 급격히 감소한다.

로 생겨나는 뉴런이 적어지는 것이 알츠하이머병의 원인이자 결과일 수 있다는 것이다.

> "치상회를 인위적으로 제거하거나 손상시켰을 때, 뇌세포를 감싸서 죽이는 단백질 찌꺼기인 아밀로이드 베타가 없음에도 불구하고 기억이나 학습 능력이 현저히 떨어지는 결과가 나온다. 한편 아밀로이드 플라크라고 하는 독성 단백질이 있음에도 불구하고 여전히 기억력에는 문제가 없는 사람들의 그룹이 있다. 이를 볼 때 아밀로이드보다는 오히려 다른 쪽의 원인이 알츠하이머의 다른 원인이 되지 않을까라고 연구하는 그룹들이 있다."
>
> (김미연, 지뉴브 책임연구원)

항암제 쓰자 뇌세포가 자랐다

바이오벤처 지뉴브와 KAIST 윤기준 교수는 2023년 10월 항암제인 트라메티닙이 치상회의 뇌세포 생성을 촉진하는 것을 보였다. 트라메티닙은 줄기세포의 신호 전달 체계를 활성화해서 세포 분화를 촉진했다. 이는 신경 발생의 기전과 암 발생의 기전에 어느 정도 유사성이 있기 때문이다.

"신경 발생 과정에서 여러 이벤트가 일어나는데, 제일 먼저 일어나야 하는 이벤트는 신경전구세포라고 하는 세포들이 분열하는 것이다. 트라메티닙은 신경세포로 분화를 유도하는 쪽으로 역할을 해서 특정 신경세포로의 분화를 유도했다. 알츠하이머병에 걸린 쥐에게 투여했을 때 신경 발생이 해마의 치상회 부분에서 일어나는 것도 확인했다."

(김미연, 지뉴브 책임연구원)

알츠하이머병에 걸린 쥐에게 트라메티닙을 먹이자 쥐의 치상회에 있던 줄기세포가 뇌세포와 비슷한 세포로 바뀌었다. 대뇌 피질에서의 신경 발생도 향상시켰다. 뇌세포 손실이나 인지 장애 같은 알츠하이머 병리도 완화했다.

"알츠하이머병 모델의 특성일 수 있는데 대뇌 피질 부분에 신경세포들이 많이 사멸을 하거나 손상을 받게 된다. 지금까지 대뇌 피질에 신경 발생이 일어나는 건 보고된 바가 거의 없었다. 그런데 이번 연구에선 트라메티닙을 투여했을 때 손상받은 대뇌 피질 부위에서도 신경 발생이 유도될 수 있음이 밝혀졌다. 끊어졌던 신경세포 간의 네트워크도 다시 회복됐다. 나아가서는 인지 기능에서도 회복이 나타날 수 있다는 것도 밝혔다."

(김미연, 지뉴브 책임연구원)

슈퍼에이저

부품을 교체하면 어떨까

신경 발생은 놀라운 이론이다. 하지만 이에 필적하는 아이디어가 또 있다. '미토콘드리아 가설'이라고 불리는 이 이론은 우리 몸속 세포 안에 존재하는 미토콘드리아에 주목한다.

미토콘드리아는 세포 안에 있는 초소형 발전소로 포도당과 산소를 써서 세포의 에너지인 ATP를 만든다. 그 힘으로 우리뿐만 아니라 모든 동식물이 살아간다.

우리 몸에 있는 세포 중 적혈구만 빼고 모든 세포에 다 미토콘드리아가 들어 있다. 적혈구는 산소를 나르는 일꾼이라서 자신이 직접 산소를 빼먹는 '직업 윤리적' 문제가 생기기에 미토콘드리아를 갖지 못하도록 진화했다.

미토콘드리아는 기름을 먹고 동력을 내는 자동차 엔진과 같다. 자동차가 연식이 차면 엔진 성능이 떨어지듯 미토콘드리아도 나이가 들면 성능이 떨어진다. 낡은 차가 독한 매연을 내뿜듯 늙은 미토콘드리아는 노폐물도 많이 내놓는다.

"자동차가 낡으면 우리는 망가진 부품을 교체하기 위해 정비소에 간다. 고쳐야 할 곳을 고치면 차는 다시 제 성능을 발휘한다. 우리 몸도 마찬가지다. 우리 몸엔 미토콘드리아라는 작은 기계들이 있다. 시간이 흐르면 손상이 누적되고 잘 작동하지 않는다. 그러면 그걸 교체하는 게 어떨까."

(클라우디오 소토, 미국 텍사스대 신경학 교수)

이 미토콘드리아의 성능에 가장 취약한 기관은 뇌다. 우리 뇌는 몸무게의 2%밖에 차지하지 않지만 에너지는 20%나 소비한다. 에너지를 엄청나게 소비하는 만큼 그 효율에 크게 좌우된다.

미토콘드리아의 효율이 떨어지면 뇌세포의 작동도 부실해진다. 찌꺼기까지 많이 생기면 문제는 더 심각해진다. 그 결과가 알츠하이머병, 파킨슨병과 같은 신경퇴행성 질환이라는 게 이 분야 연구자들의 주장이다. 알츠하이머병 환자의 뇌에선 미토콘드리아가 건강한 사람의 절반밖에 안 됐고, 그나마 기능이 원활하지 못했다고 한다.

"기본적으로 뇌는 늘 에너지에 굶주려 있다. 이 기능이 떨어진 뇌에 건강한 미토콘드리아를 보충해주자는 게 내 아이디어다. 그러면 에너지가 회복되고 세포도 더 잘 작동할 것이다. 단백질 찌꺼기가 쌓여서 손상을 일으키는 것에도 더 잘 대처할 수 있을 것이다."

(클라우디오 소토, 미국 텍사스대 신경학 교수)

신경퇴행성 질환에 대한 미토콘드리아 영향을 증명하는 놀라운 발견이 2021년 있었다. 전립선비대증 치료제를 먹은 남성들이

뜬금없이 파킨슨병에 덜 걸렸다는 사실이 밝혀졌기 때문이다. 테라조신, 독사조신, 알푸조신 등의 약을 먹은 남성들은 그렇지 않은 이들에 비해 파킨슨병 발병 위험이 최대 37%까지 떨어졌다.

이 약들은 전립선 주변 근육을 느슨하게 해서 소변을 시원하게 보게 해준다. 그런데 이 약엔 부작용이 있었다. 의도치 않게 포도당을 분해하고 ATP를 생성하는 효소도 활성화했다. 포도당 분해와 ATP 생성에 특화된 기관이 바로 미토콘드리아다. 이 약들이 미토콘드리아를 활발하게 함으로써 파킨슨병을 막아줬다는 것이다.

최근 의료계에선 이런 신경퇴행성 환자의 뇌에 미토콘드리아를 이식하려는 시도를 하고 있다. 미토콘드리아 이식은 이미 동물 실험에서 그 효과를 입증한 바 있다. 2019년 이스라엘 하다사 헤브루대 연구에서 알츠하이머병에 걸린 쥐에게 미토콘드리아 주사를 놨더니 기억력이 향상됐다. 한 번 주입했을 때 13일 동안 효과가 지속됐다.

뇌는 아니지만 인간에게 이식한 사례도 있다. 2018년 보스턴아동병원의 의사들은 심장 수술 이후 산소 고갈 상태를 호전시키기 위해 미토콘드리아를 이식해 성공했다.

"뇌세포를 실험실에서 배양해서 미토콘드리아를 추출한다. 건강하고 잘 작동하는 미토콘드리아를 선별한 뒤 혈액에 주입한다. 알츠하이머병이나 파킨슨병에 걸린 동물의 혈액에 주입했을 때, 전형적인 뇌 손상이 상당히 감소했다"

(클라우디오 소토, 미국 텍사스대 신경학 교수)

미토콘드리아는 우리 몸의 세포 어디서나 찾아볼 수 있는 흔한 기관이라 구하는 건 문제가 안 된다. 문제는 뇌에 집어넣는 방법이다. 우리 뇌는 신체에서 가장 중요한 기관이어서 뇌혈관엔 강력한 바리케이드인 '혈액뇌장벽'이 설치돼 있다.

혈액뇌장벽은 웬만한 물질은 침입하지 못하게 해서 감염을 철저히 차단한다. 뇌 안엔 면역 세포가 없기 때문에 미생물이 침투해 감염되면 재앙이 닥칠 게 분명하기 때문이다. 그래서 뇌 속에 미토콘드리아를 넣기 위해 초점 초음파로 혈관벽을 일시적으로 헐겁게 하거나, 코로 미토콘드리아를 흡입하는 방법을 고려하고 있다.

아직 신경 발생 가설이나 미토콘드리아 가설은 주류 의견은 아니다. 여전히 치매 학계에선 아밀로이드 베타가 알츠하이머병의 원인이라는 시각이 큰 자리를 차지하고 있다. 이 가설의 뼈대를 이루게 한 중요한 논문이 최근 조작됐다는 사실이 밝혀졌고, 저자가 논문을 철회하기로 했음에도, 아밀로이드 가설은 이미 상당한 정도로 증명됐다는 게 학계의 입장이다.

하지만 알츠하이머병을 극복하려는 노력이 여러 방면으로 계속된다는 건 긍정적인 신호다. 과학은 언젠가 치매를 극복하고, 치매의 원인인 노화까지 실제로 '치료'할 수 있을지도 모른다. 우리가 할 일은 그날까지 개인의 건강을 보살피는 것이다. 앞서 설명한 80대에도 40대의 뇌와 몸으로 사는 사람들인 '슈퍼에이저'가 노화와 치매를 극복한 좋은 케이스가 될 수 있다. 슈퍼에이저는 유전적인 요인을 극복하고 생활 습관 등의 개선을 통해 실제로 뇌 기능의 퇴화도 매우 더디게 겪는 사람들이다. 다음 장부터는 슈퍼에이저처럼 노화와 치매를 예방하며 살기 위해 개인이 해야 하는 최선의 방법이 무엇인지에 대해 낱낱이 알려드리려 한다.

SUPER AGERS

PART 2

슈퍼에이져는
이렇게 만들어진다

100세인의 피에서 발견된
3가지 공통점

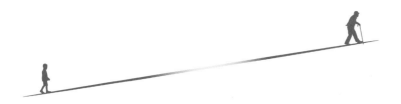

초고령자의 비결을 탐구하는 과학자가 100세 노인의 집을 방문했다. 문을 열고 그를 반기는 100세 넘은 할머니의 손엔 불붙인 담배가 들려 있었다.

"할머니, 담배는 꼭 끊어야 된다고 아무도 말 안 해주던가요?"

할머니가 심드렁하게 답했다.

"뭐, 나보고 담배 끊으라던 의사가 4명이나 있었지. 그런데 다죽었어."

100세인을 연구하는 알베르트 아인슈타인 의과대학 노화연구소장인 니르 바르질라이가 미국 워싱턴포스트와의 인터뷰에서 들려준 유머러스한 일화다.

이 이야기를 들으면 이렇게 생각하는 분도 있을 것이다. '거봐, 장수는 타고난 거라니까.' 주변에 이렇게 얘기하는 사람도 많다. "우리 할아버지는 술 마시고 담배 피워도 벌써 100세가 넘었어."

본인 주변의 단편적 일화를 보편적인 사례로 둔갑시키는 전형적인 오류다. 2004년 이탈리아 로마 라 사피엔자 대학의 연구를 보면 100세인 중 흡연자는 2.7%뿐이다. 13.5%는 흡연한 적이 있었지만 끊었고, 83.8%는 평생 담배를 피운 적이 없었다.

흡연은 죽음을 앞당기고, 술도 마찬가지다. 거기에 저항하는 극소수의 사람들이 있지만 그게 당신일 가능성은 매우 낮다.

유전자는 로또와 같다. 당첨 번호를 우리가 선택할 수도 없고 당첨 가능성도 낮다. 그렇다면 '금연'이나 '금주'와 같은 상식적 건강 습관 말고 100세인은 또 어떤 점에서 일반인과 달랐을까.

100세인의 피엔 뭐가 담겼나

지난해 9월 스웨덴 카롤린스카 연구소는 100세인과 비100세인의 피를 정교하게 비교한 결과를 내놨다. 카롤린스카 연구소는 세계적으로 손꼽히는 의료 연구기관으로 매년 노벨 생리의학상 수상자를 선정할 정도의 권위를 가졌다.

이 연구소의 발표는 과학계와 언론의 엄청난 주목을 끌었다. 100세인의 피가 세 가지 측면에서 비100세인과 달랐기 때문이다. 연구팀은 혈액 검사를 한 64세 이상 스웨덴 노인을 최대 35년간 추적 관찰해 피를 비교 분석했다. 대상 노인은 총 4만여 명이었는데, 이들 중 2.7%인 1224명만 100세에 도달했다.

연구진이 혈액에서 측정한 지표는 총 12가지였다. 이 수치들은 염증, 대사, 간 기능, 신장 기능, 빈혈, 영양과 관련된다. 연구를 이끈 무라타 슌스케 박사는 "이 지표들은 모두 기존 연구에서 노화에 결정적인 역할을 하는 요인들로 밝혀진 것"이라고 설명했다.

그렇다면 100세인과 비100세인의 피는 대체 무슨 차이를 보였을까.

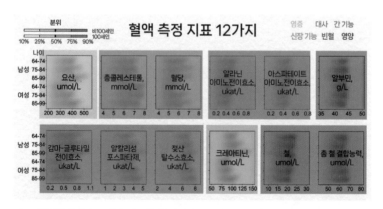

연구진은 혈액에서 12가지 지표를 측정했다. 이 지표는 각각 우리 몸의 주요 기능을 대표해 보여준다.

전반적으로 보면 총 콜레스테롤과 철분 수치가 높을수록 100세 도달 가능성이 높았다. 총 콜레스테롤이 높다고? 보통 콜레스테롤 수치는 낮아야 좋은 것으로 알려져 있다. 콜레스테롤 수치가 높으면 혈관을 막아 뇌졸중과 심근경색의 발생 위험이 올라간다.

하지만 고령자를 대상으로 한 연구에 따르면 콜레스테롤 수치가 높을수록 초고령에선 유리하다는 결과가 꽤 나온다. 이는 대규모 집단을 뭉뚱그려서 관찰해 현상을 파악하는 실험 연구와, 명백하게 집단을 통제해서 인과 관계를 파악하는 실험 연구의 차이 때문에 종종 나타나는 현상이다.

대규모 집단에선 콜레스테롤 수치가 낮은 사람 중엔 심각한 지병이 있어 영양 상태가 전반적으로 좋지 못한 사람이 존재한다. 이런 이들은 지병으로 인해 일찍 사망하는데, 콜레스테롤 수치 역시

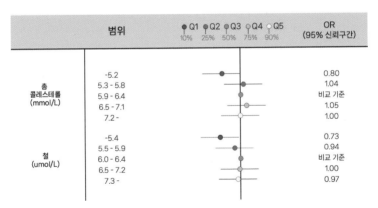

콜레스테롤이 많을수록, 철분 수치가 높을수록 100세 도달 가능성이 높았다.

낮은 편이다. 하지만 그들의 조기 사망은 콜레스테롤 때문이 아니라 지병 때문이라고 해석하는 게 옳다. 김광일 분당서울대학병원 노인의료센터장은 "80대가 넘는 고령자도 스타틴과 같은 약제를 써서 콜레스테롤을 낮추면 젊은 사람들과 똑같이 심혈관 질환, 뇌혈관 질환 예방 효과가 있는 것으로 나타난다"고 설명했다.

김광일 교수는 "그렇기 때문에 콜레스테롤이 낮은 것이 위험하다기보다 그 사람이 콜레스테롤이 낮을 수밖에 없는 상황들, 즉 영양 상태가 나쁘다거나 동반 질환이 있어서 결과적으로 콜레스테롤이 낮아진 것이 보다 직접적인 원인으로 봐야 한다"고 말했다.

또 하나 독특한 점은 알코올 관련 지표인 GGT와 ASAT가 100세인이 비100세인에 비해 높았다는 것이다. 즉 술을 더 마시는 게 탁월한 장수와 관련이 있을 수 있다는 의미로 해석된다. 이 무슨 아이러니인가.

그런데 콜레스테롤과 마찬가지로 알코올 관련 대규모 집단 연구에선 이 같은 경향성이 종종 나타난다. 연구자들은 이를 '건강한 음주자 효과'라 부른다. 지병이 있거나 약을 먹는 사람들은 오히려 술을 전혀 마실 수 없어 알코올이 마치 긍정적 효과를 부르는 것처럼 보인다는 것이다. 원인과 결과를 혼동해선 안 된다. 알코올이 초장수를 부른 게 아니라, 단명하는 사람들이 알코올 섭취를 못할 뿐이다.

이번 연구에서도 알코올성 간 질환의 징후로 간주되는 ASAT/

ALAT 비율을 추가로 분석하자 실체가 드러났다. 비100세인이 100세인보다 이 비율이 더 높은 것으로 나타난 것이다.

가장 두드러진 3가지 요인

그렇다면 100세인과 비100세인의 피는 어디서 가장 두드러진 차이를 보였을까.

큰 차이를 보인 3가지 지표는 요산, 혈당, 크레아티닌이었다. 요산은 염증, 혈당은 대사, 크레아티닌은 신장을 대표한다. 즉 염증이 낮고, 신진대사가 좋으며, 신장이 튼튼한 사람들이 100세라는 목적지에 도착할 확률이 가장 높다는 것이다. 간 건강, 영양 상태도 중요하지만 무엇보다 염증과 대사, 신장 건강이 장수에 더 결정적 역할을 하는 것으로 보인다.

특히 요산은 가장 낮은 수치를 기록한 사람들이 가장 높은 사람들에 비해 100세 도달 가능성이 두 배 높았다. 즉 염증 수치를 관리하는 것이 장수의 최우선 과제로 보인다. 무라타 박사는 "과거 여러 연구에서도 염증 수치가 낮은 건 장수와 매우 중요한 연관 관계가 있다고 밝혀진 바 있다"고 했다.

그렇다면 이를 일상 속 건강 전략에 적용하려면 어떻게 하면 될까.

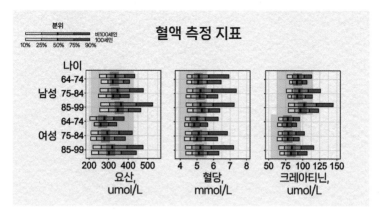

혈액 측정 지표

분위
비100세인
100세인
10% 25% 50% 75% 90%

나이
남성
64-74
75-84
85-99
여성
64-74
75-84
85-99

200 300 400 500
요산,
umol/L

4 5 6 7 8
혈당,
mmol/L

50 75 100 125 150
크레아티닌,
umol/L

100세인과 비100세인의 혈액 지표를 보면 중간값에서는 그렇게 큰 차이가 나지 않는다. 하지만 비100세인의 편차는 매우 큰 편인 데 반해 100세인은 고르게 분포하고 있다.

　　우선 염증을 잡아야 한다. 노화의 원인은 매우 다양하고 작용 경로도 복잡하지만, 그중 항상 빠지지 않고 등장하는 게 염증이다. 요산 수치가 높으면 통풍 같은 관절 질환도 일으키지만, 염증 반응을 일으켜 노화를 앞당기고 심혈관 질환도 부른다.

　　요산은 퓨린이 든 음식에서 많이 나온다. 퓨린이 높은 음식은 대부분 단백질 식품이다. 해산물, 동물, 내장 할 것 없이 퓨린이 풍부하게 들어 있다. 단백질은 우리 몸을 구성하는 필수 영양소이지만, 퓨린 과다 섭취를 줄이려면 적정량만 조절해서 먹어야 한다. 또 과당이 많이 든 과일 섭취도 사과 반쪽 정도의 양만 먹는 식으로 줄일 필요가 있다. 김광일 교수는 "특히 유전적 특성에 의해서 다른 분보다 요산 농도가 높아진 분들인 경우에는 음식물 섭취에 특히 주의가 필요하다"고 말했다.

다음은 혈당이다. 혈당을 낮추기 위해선 우선 당뇨병을 예방하고 관리하는 지침을 참고하는 것이 좋다. 혈당을 갑자기 올리는 '혈당 스파이크'를 유발하는 음식을 피하는 게 우선이다. 혈당 스파이크란 혈당이 갑자기 올라갔다가 다시 떨어지면서 몸이 혈당을 잘 낮추지 못하는 인슐린 저항 상태에 빠지는 걸 뜻한다. 이게 지속되면 대사 장애가 생기고 당뇨병에 쉽게 걸린다.

혈당 스파이크를 잘 일으키는 식품은 당분과 정제 곡물이다. 당분은 시중에 파는 음료수에 많이 들어 있고, 정제 곡물은 빵이나 과자의 주요 성분이다. 음료수, 빵, 과자가 얼마나 많은 당분과 포화지방이 들었는지 식품 뒷면 라벨의 '영양 정보'를 확인해 보면 깜짝 놀랄 것이다. 게다가 거기에 붙은 양은 대개 '1회 제공량' 혹은 '100ml'당으로 표기되니 더욱 주의해야 한다.

음식물을 먹을 땐 당 지수가 높지 않은 음식을 섭취하는 게 중요하다. 같은 당분을 섭취해도 식사 시간을 길게 유지하거나 섬유소가 많은 채소류를 같이 먹으면 당 흡수를 줄일 수 있다.

또 하나 혈당을 줄이는 데 필요한 건 근력 운동이다. 혈당과 근육이 대체 무슨 상관이냐고 할 수 있겠지만, 근육은 힘을 쓰는 데만 필요한 게 아니라 인슐린과 밀접한 연관이 있다. 나이가 들면 근육의 기능이 질적으로 떨어지기 때문에 똑같은 근육량을 가졌어도 젊었을 때보다 인슐린 작용 효과가 더 떨어진다.

효과가 떨어지는 것도 억울한데 40대가 넘어가면 자연적으로 근육량도 줄어든다. 이 때문에 나이가 들수록 근력 운동이 더 필요하다. 김광일 센터장은 "나이가 들면 젊었을 때보다 조금 더 활동량을 늘리고, 근력 운동을 통해 근육의 양과 질을 잘 유지해야 한다"고 조언했다.

그리고 마지막으로 신장 건강이다. 나이가 들면서 자연스럽게 떨어지는 기능 중 하나가 신장의 효율을 평가하는 사구체 여과율이다. 기능의 점진적 저하는 막기 힘들기 때문에 갑자기 악화하는 상황을 무엇보다 피해야 한다. 고혈압이나 당뇨병처럼 조기에 만성 신장병으로 진입할 수 있는 위험인자가 있다면, 이 병을 적극적으로 관리하는 게 신장 건강까지 챙기는 방법이다.

신장은 우리 몸의 여과 기관이므로 수많은 물질들이 드나든다. 건강을 위해 먹거나 처방을 통해 사용하는 약도 때로는 신장에 무리를 준다. 김광일 센터장은 "꼭 먹지 않아도 되는 불필요한 약제는 복용을 가능하면 피하는 것이 좋다"고 말했다.

100세 비결, 유전자인가 환경인가

100세인이라고 하면 너무 멀게 느껴질 수도 있을 것이다. 하지만 100세인은 현재 세상의 모든 연령 집단 중 가장 가파르게 증가하는 그룹이다. 2005년부터 2030년까지 400% 넘게 증가할 것으로 보인다.

100세인이 대거 등장한 현재에 이르러서야 비로소 과학자들은 100세인이란 초장수 집단의 실체와 특징을 파악하는 중이다. 100세인에 대한 전문가의 시각은 둘로 나뉜다. 하나는 유전자를 중시하는 집단과 환경적 요인을 중시하는 집단이다.

어떤 전문가들은 유전자의 영향력이 지대하다고 평가한다. 1995년 미국에서 시작된 뉴잉글랜드 100세인 연구에 따르면 801명의 100세인 중 90%가 27가지 유전적 특징 중 한 가지를 가졌다고 한다. 이런 유전적 특징은 심장병 위험에서 거의 완전히 벗

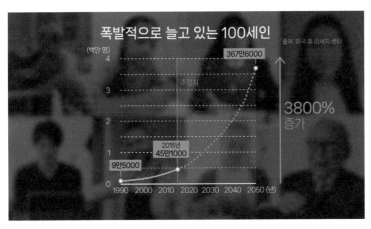

세계적으로 고령화가 빠르게 진행되고 있지만, 그중 100세인은 엄청난 속도로 늘고 있다.

어나거나, 알츠하이머병이 삶의 마지막 5%에 이를 때까지 지연시켜줬다.

그럼에도 100세인이 '슈퍼 휴먼'인 것은 아니다. 100세인은 보통 3부류로 나뉜다. 하나는 80세 이전부터 노화 관련 질병을 앓고 있었지만, 100세에 도달한 사람으로 '생존자'라고 부른다. 둘은 80세 이후에 질병이 걸린 '지연자', 셋은 100세가 됐는데도 아무런 치명적 질병이 없는 '탈출자'다. 그 비율은 각각 대략 43%, 42%, 15%다.

건강 상태는 천차만별이지만 공통점이 있다. 이들은 60세 이후에도 30년 넘게 독립적으로 살아가며 행복한 삶을 영위한다는 점이다. 질병을 달고 있는 100세인이라도 사망에 이르지 않고 오히려 다른 사람보다 더 병을 잘 다스리고 있었다.

이들은 좋은 건강 습관을 유지하면서, 이동이 가능한 근육을 보유하고, 사람들과 교류하며 산다는 것이다. 이런 습관은 그들이 이미 60세 이전에 구축해 놓은 것들이 대부분이었다.

그래서 최근 100세인 연구자들은 앞으로는 그런 유전자가 없는 이들도 100세인에 도달할 가능성이 충분할 것으로 보고 있다. 물론 치명적 질병을 지연시키거나 막아주는 유전자를 가진 이들은 그때엔 120세를 넘어 살게 되겠지만 말이다.

반면에 유전자가 전부가 아니라고 말하는 연구자도 많다. 유전자는 초장수의 25%에만 기여하며 나머지는 거주지, 음식, 운동 빈도, 사회관계 등의 환경적 요인 때문이라는 이들도 있다.

사실 이 말도 일리가 있다. 인류 역사 대부분의 시기에서 100세에 도달할 확률은 2000만분의 1이었다. 지금은 50분의 1로 증가했다. 무려 40만 배나 상승했다. 하지만 그동안 인간 유전자 풀의 변화는 이 속도에 미치지 못한다. 즉, 유전자만큼이나 다른 요인들이 중요하다는 얘기다.

재미없는 얘기지만, 인간의 평균 수명 증가에 가장 크게 기여한건 공중 보건의 비약적 발전이다. 상수도와 하수도가 정화되면서 모두가 깨끗한 물을 마시고, 식품이 관리되면서 오염되거나 부패한 음식을 먹지 않게 됐으며, 누구나 가까운 병원을 찾아갈 수 있게 된 것 말이다. 이게 백신의 발명, 전염병 퇴치, 수술 기법의 발전보다 평균 수명 증가에 훨씬 더 큰 영향을 줬다. 아마 100년 전이었다면, 현재 노인에 다다른 사람의 상당수는 살다가 마주치는 희한한 감염이나 사고로 목숨을 잃을 수도 있었다.

100세에 도달하는 것 자체가 중요한 건 아니다. 연구자들이 100세인을 탐구하는 이유는 그저 오래 사는 방법이 아니라 자신의 수명 중 대부분의 기간을 건강하게 유지하는 비결을 알고 싶어서다. 노화의 지연은 질병의 지연과 일맥상통하기 때문이다.

건강 나이를 연장하는 법

건강 나이를 최대한 길게 연장하는 방법은 뭘까. 2020년 미국 하버드대와 국제 공동 연구팀은 남녀 10만여 명을 30년 동안 추적한 엄청난 스케일의 연구를 수행했다. 연구팀이 알고 싶었던 건 누구나 그렇듯 대체 어떤 사람들이 건강하게 오래 사느냐였다. 이 연구는 생활 습관의 조합에 따라 건강 수명이 어떻게 바뀌는지를 보여준 사실상 최초의 연구였다.

연구는 1980년경에 시작해 2014년까지 이어졌다. 10만 명이 넘는 사람들에게 2년에 한 번씩 우편물을 보내고 답장을 받았다. 답장이 오지 않은 사람들의 사망 여부도 일일이 확인했다.

연구팀은 딱 50세가 된 사람들의 생활 습관이 장수와 건강 수명에 미치는 영향을 들여다봤다. 그러자 딱 5가지 건강 습관을 잘 실천하는 사람은 전혀 안 지키는 사람에 비해 건강 수명이 남성은 7.6년, 여성은 10.7년 더 길었다. 50세에 이런 습관을 가진 남성은 당뇨, 심혈관 질환, 암 없이 31.1년을 누렸고, 여성은 34.4년을 누렸다. 그렇지 않은 사람들은 이들보다 10년 일찍 큰 병에 걸렸다.

5가지 습관은 흡연, 주당 3.5시간 이상의 중강도 신체 활동, 식생활의 높은 질, 적당한 음주, 그리고 정상 체중 유지였다. 건강 수명을 가장 크게 망가뜨리는 습관은 흡연이었고 둘째가 비만이었다. 담배를 하루 15개비 이상을 피우거나 BMI가 30이 넘어가면 매우 위험하다는 말이다.

사실 누구나 아는 습관이다. 하지만 여기서 50세라는 점을 기억해야 한다. 중년을 영리하게 보내지 못하면 10년, 20년 뒤 무서운 청구서가 날아올 수 있다.

신체 나이 6세 젊어지는 초저속 노화 4가지 습관

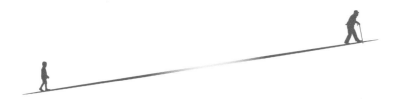

세상엔 두 가지 나이가 있다. 주민등록상 나이와 생물학적 나이다. 태어난 해가 같더라도 어떤 사람은 유독 젊어 보인다. 두뇌 회전도 명민하고 신체 기능도 쌩쌩하다. 이 사람은 '초저속 노화'를 경험하고 있을 확률이 높다.

실제로 미국심장협회는 수만 명의 생물학적 나이를 조사해 이를 확인했다. 협회는 초저속 노화를 실현하는 '4+4+1' 규칙도 만들었다. 2023년 11월 발표한 'Life's Essential 8'이다. 4가지 생활 습관을 지키고 4가지 수치를 관리하는 걸 기본으로 한다. 여기에 '정신 건강'을 포함하면 '4+4+1' 규칙이 된다. 협회는 이 규칙을 실천하면 누구나 노화를 감속할 수 있다고 자신한다.

하지만 이 규칙을 지키는 사람은 의외로 굉장히 적다. 60대 이상에선 단 4%만이 '훌륭한 수준'을 유지한다고 한다. 즉 초저속 노화를 실현하는 이들은 100명 중 4명밖에 안 된다는 얘기다.

미국심장협회가 만든 규칙은 세계적으로 보편적 건강 습관으로 통한다. 세계 장수 마을인 '블루존Blue Zones'의 생활 습관도 이와 흡사하다. 블루존은 그리스 이카리아, 미국 로마 린다, 이탈리아 사르데냐, 일본 오키나와, 코스타리카 니코야 같은 곳이다.

이카리아는 심장 질환 발병이 미국의 절반에 불과하고 치매가 거의 없다. 사르데냐는 거의 2000년 동안 생활 방식을 유지해 왔는데 남성 100세 노인이 수두룩하다. 블루존 식단이란 게 유행하고 있지만, 사실 이 마을들마다 먹는 건 조금씩 차이가 있다. 예를 들어 오키나와는 특산물인 자색 고구마와 쌀을 주식으로 삼는 반면, 사르데냐는 보리와 염소젖을 많이 먹는다.

저마다 조금씩 차이가 있지만 공통점을 추려보면 몇 가지 결정적인 요인을 발견할 수 있다. 이는 현대 의학이 찾아낸 건강 수명을 늘리는 법과 큰 줄기에서 상통한다.

의료계의 혁명적 패러다임 시프트

다들 잘 모르고 있지만, 지금으로부터 14년 전 의료계에 혁명 같은 일이 잠잠한 가운데 일어났다. 지금에 와선 우리 삶에 지대한 영향을 미치고 있는 의료계의 '패러다임 시프트'였다.

그전까지 의학은 질병의 치료를 최우선 과제로 삼았다. 어떤 병을 정확하게 진단하고 원인을 찾아 뿌리 뽑는 방식이다. 하지만 그럼에도 질병은 끊임없이 나타났고, 나타난 다음엔 아무리 고치려 해도 한계가 있었다.

질병은 조용한 마을에 느닷없이 들이닥치는 재앙 같은 게 아니

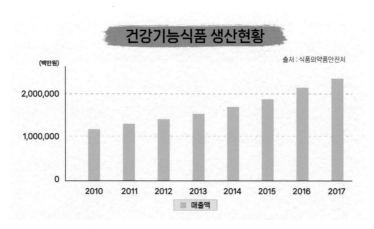

생활 습관과 식생활의 중요성이 크게 알려지면서 2010년대 건강기능식품 시장도 폭발적으로 성장했다. 여기엔 의료 기관들의 대대적인 캠페인이 한몫했다.

슈퍼에이저

다. 우리의 행동이 조금씩 쌓여서 나타나는 필연적 결과다. 이런 인식은 2010년을 기점으로 확산됐다. 전 세계 의료계뿐 아니라 미디어에 다양한 캠페인이 진행됐다.

이때부터 슈퍼 푸드, 건강기능식품 열풍이 불었다. 영양제와 건강기능식품 시장도 폭발적으로 성장했다.

이를 선도한 건 미국심장협회다. 협회가 2010년 'Life's Simple 7'이라는 가이드를 내놓은 것이 효시다. 이 가이드는 여전히 건강한 생활 습관의 모범 답안으로 여겨진다. 이 가이드의 목적은 사실 심혈관 건강을 지키기 위한 것이지만, 실제로는 암과 치매뿐 아니라 모든 원인의 사망 위험을 낮춰주는 것으로 알려져 있다.

이후 10년 넘는 기간 동안 이 가이드를 다룬 논문만 2500편이 쌓였다. 미국심장협회는 이를 다 검토하고 첨단 연구 기법도 도입했다. 개인이 생물학적 나이를 정확히 측정하고 건강 습관이 어떤 영향을 주는지 알아본 것이다.

이를 토대로 2023년 11월 가이드를 대대적으로 업데이트했다. 이번에 발표한 건 'Life's Essential 8'이다. 2015~2018년 국민건강영양조사에 참가한 미국인 6593명을 대상으로 한 대규모 연구이자 업적이다.

Life's Essential 8은 건강 행동 4가지와 건강 지표 4가지로 구성된다. 건강하게 오래 살기 위해 따라야 할 생활 습관과 주의 깊게 봐야 할 체내 수치다. 도널드 로이드-존스 미국 노스웨스턴대 예방의학과 교수는 "생활 습관을 교정하고, 수치를 관리하는 것은 젊을 때 시작할수록 좋지만, 결코 늦은 나이는 없다"며 "삶의 어느 단계에서 시작하든 건강이 뚜렷하게 좋아지는 걸 경험할 수 있을 것"이라고 했다.

Life's Essential 8은 8가지 요인별로 정확한 점수표가 딱딱 나온다. 자신의 삶을 여기에 대입해보면 나의 건강 점수가 확실한 숫자로 매겨진다. 이 점수는 심장 질환뿐 아니라 암과 치매 등 모든 사망 원인에 대한 강력한 예측인자로 평가받는다. 이 8가지에서 높은 점수를 받으면 말 그대로 초저속 노화를 실현시킬 수 있다는 말이다.

초저속 노화의 8가지 조건

생물학적 나이는 포도당, 크레아티닌과 같은 신진대사나 염증, 신체 기능을 보여주는 체내 화학물질의 수치를 측정해 계산했다. Life's Essential 8의 기준표로 매겨진 점수에 따라 생물학적 나이가 어떻게 되는지 비교했다.

그 결과 점수가 높은 사람들의 생물학적 나이는 4.2세 어렸다. 점수가 낮은 사람들의 생물학적 나이는 오히려 2.4세 많았다. 즉 동갑내기라도 생물학적 나이는 여섯 살 넘게 차이날 수 있다는 말이다.

건강한 생활 습관을 따르고 수치를 관리하면 초저속 노화를 경험할 수 있다. 일반적으로는 평균 점수가 10점 높아질 때마다 자기 나이보다 1.8세 젊어지는 효과가 있었다.

"여기 나오는 생활 습관을 실질적으로 수행하면 혈압이 줄어들고 혈당이 감소한다. 그러면서 여러 가지 혈관 내피세포의 기능이 개선된다. 산화 스트레스가 증가된 것이 다시 줄어들 수 있다. 지속적으로 수행한다면 혈관과 심장, 그리고 전반적인 건강 수준의 개선을 가져오는 건 확실하다고 생각된다. 치매와 심혈관 질환은 최근에 많은 분들이 별개라 생각한다. 하지만 치매를 예방할 수 있는 여러 가지 방법 중에 가장 효과적으로 알려져 있는 것들은 사실 심혈관 질환 원인 질환들을 잘 관리하는 것이다." 김광일 분당 서울대병원 노년의학센터장의 말이다.

건강 행동 4가지

이제부터 어떻게 건강관리를 해야 하는지, 그 자세한 내용을 알아보려고 한다. 점수를 한번 매겨보는 것을 추천한다.

먼저 건강 행동, 즉 생활 습관이다. 첫 번째는 식단인데, 지중해 식단을 미국식으로 조금 변형한 걸 기준표로 쓴다. 물론 우리가 먹

식단 기준표

예 : 1포인트 / 아니요 : 0포인트

문항	응답
1. 올리브 오일 하루 2회 이상	예 / 아니요
2. 녹색 잎채소 주 7회 이상	예 / 아니요
3. 기타 채소 하루 2회 이상	예 / 아니요
4. 베리류 주 2회 이상	예 / 아니요
5. 기타 과일 하루 1회 이상	예 / 아니요
6. 붉은 고기, 햄버거, 베이컨, 소시지 주 3회 이하	예 / 아니요
7. 생선 주 1회 이상	예 / 아니요
8. 닭고기 주 5회 이하	예 / 아니요
9. 치즈 주 4회 이하	예 / 아니요
10. 버터, 크림 주 5회 이하	예 / 아니요
11. 콩 주 3회 이상	예 / 아니요
12. 통곡물 하루 3회 이상	예 / 아니요
13. 가당 음료나 과자, 캔디, 쿠키 주 4회 이하	예 / 아니요
14. 견과류 주 4회 이상	예 / 아니요
15. 패스트푸드 식사 주 1회 이하	예 / 아니요
16. 하루 알코올 섭취 남성 2잔 여성 1잔 이하	예 / 아니요
총 점수	/ 16

식단 점수

점수	기준표 점수
100	15-16
80	12-14
50	8-11
25	4-7
0	0-3

각각의 식단을 지키고 있으면 1포인트, 그렇지 않다면 0포인트를 부여한다. 16포인트가 만점인데 포인트에 따라 100점에서 0점으로 매겨진다.

는 것과는 조금 차이가 있을 수 있다. 문항별로 그렇다면 1포인트, 아니라면 0포인트로 채점해서 총 16포인트가 만점이다.

기준으로 삼는 지중해 식단과 더불어 DASH 식단은 치매를 예방하고 건강을 전반적으로 개선시켜주는 좋은 식단으로 수많은 연구자들이 공통적으로 지지하는 식단이다. 둘을 합쳐서 MIND 식단이라고 부르기도 한다. MIND 식단에 대한 자세한 내용은 이 책의 뒤쪽 치매 부분에서 자세히 다루려고 한다.

"사실 여기 나와 있는 식단은 서양인 관점에서 더 좋다는 것이다. 서양인들은 주로 육식 위주의 식단을 한다. 그래서 육식을 좀 줄이고 여러 가지 과일, 채소, 여러 미세 영양소들이 포함되어 있는 식사를 강조한다. 하지만 우리나라의 고령층들은 대부분 탄수화물 위주의 식사를 하고 있다. 단백질 섭취가 권장량에 비해서 굉장히 부족한 상황이다. 그래서 우리나라에서도 그대로 적용하는 것은 다소 무리가 있다고 생각한다. 식사가 건강에 도움이 되려면 골고루, 그다음에 약간 부족한 듯 하는 것이 가장 효과적이지 않을까 싶다. 단지 한 가지 문제점은 한식은 국물 위주의 식사가 많다. 염분 섭취량이 많아지게 되고 고혈압과 관련된 문제점들이 늘어날 수 있다. 따라서 국물 위주의 식단을 조금 줄이는 게 좋다. 그것 말고는 우리가 늘 먹던 식사가 건강에는 굉장히 좋지 않을까 싶다." 김광일 센터장의 설명이다.

사실 우리가 전통적으로 먹는 한식 식단은 세계적으로도 건강식으로 꼽힌다. 그중 '한국인 미스터리'라는 게 있다. 고기를 잘 섭취하지 않는데도 노인에게서 비타민B12 부족이 거의 없다는 것이다. 비타민B12는 동물성 식품에만 들어 있는 것으로 알려져 있다. 부족하면 심혈관 질환 위험을 높이고 뇌의 기능을 약화한다.

그 이유는 2010년 밝혀졌는데, 주인공은 된장, 간장, 고추장, 김치와 같은 발효 식품이었다. 원재료인 콩이나 채소에는 없던 비타민B12가 발효가 되면서 생성됐던 것이다. 따라서 한식 위주의 식단에 단백질만 조금 더 보충된다면 매우 이상적이라고 볼 수 있다.

그다음은 신체 활동이다. 주당 중강도 이상 운동을 얼마나 하느냐다. 중강도 운동은 심장 박동이 올라가서 땀이 나고 숨이 약간 차는 정도의 신체 활동이다. 하지만 천천히 걷는 건 아무리 많이 걸어도 중강도 운동에 속하지 않는다. 빠른 걸음으로 걷거나 계단을 정상 속도로 오르는 정도면 중강도 운동에 속한다. 4가지 건강 행동 중에선 신체 활동이 가장 노화를 감속시켰다. 점수가 높음에 해당하는 사람들은 2.6년 덜 늙었다. 중강도 이상의 운동을 주당 150분 이상하면 100점이다.

그다음은 니코틴 노출이다. 흡연이 아니라 니코틴 노출이라고 표현한 이유는 간접흡연도 실질적으로 건강에 해악을 미치는 것으로 간주되기 때문이다. 여기엔 연초 담배뿐 아니라 액상 담배도 포함한다.

한 번도 피운 적이 없다면 100점이다. 하지만 여기서 흥미로운 건 실내에서 흡연을 하는 환경에서 살고 있다면 20점을 차감한다. 그러니까 한 번도 담배를 피우지 않았더라도 실내 흡연하는 사람과 같이 산다면 점수는 80점인 셈이다. 실내 흡연자와 함께 생활하면 원래 점수에서 20점을 빼지만, 지금 흡연자로 점수가 0점인 경우는 더 빼지 않는다.

다음은 수면 시간이다. 이번에 새로 도입됐다. 최근 들어 수면의 중요성은 점점 더 강조되고 있다. 수면이 부족하면 신진대사뿐

신체 활동 점수

점수	주당 활동시간(분)
100	150 이상
90	120-149
80	90-119
60	60-89
40	30-59
20	1-29
0	0

신체 활동 점수. 주당 중강도 이상 운동을 얼마나 하느냐에 따라 점수가 달라진다.

중강도 신체 활동 사례

▶ 빠르게 걷기 시속 5km

▶ 열심히 청소
(창문 닦기, 대걸레질, 진공청소기 돌리기)

▶ 자전거 가볍게

▶ 배드민턴 즐겁게

▶ 테니스 복식

조금 빠르게 걷는 것부터 중강도 신체 활동에 들어간다. 산책하듯 천천히 걷는 건 운동이라고 보기 어렵다는 게 전문가들의 의견이다.

니코틴 노출 점수

점수	노출 정도
100	평생 금연
75	이전 흡연 (5년 이상 금연)
50	1-5년 금연
25	1년 이하 금연 혹은 액상담배
0	흡연
-20	*실내 흡연자와 생활

니코틴 노출 점수. 실내 흡연자와 함께 생활하면 20점을 빼지만, 지금 흡연자로 점수가 0점인 경우는 더 빼지 않는다.

수면 시간 점수

점수	평균 수면(시간)
100	7-9
90	9-10
70	6-7
40	5-6 또는 10 이상
20	4-5
0	4 미만

수면 시간 점수. 너무 오래 자거나 덜 자면 점수가 깎인다.

아니라 여러 질병의 위험성이 크게 올라가는 것으로 나타나고 있기 때문이다. 특히 '깊은 수면'이 부족할 때 문제는 더 심각해진다. 7시간에서 9시간을 자면 100점이지만 너무 오래 자거나 덜 자면 점수가 깎인다.

한때 사당오락이라는 말이 있었다. 4시간 자면서 공부를 해야 대학에 합격할 수 있다는 말이다. 현대 과학의 관점에서 봤을 땐 터무니없는 낭설이다. 건강을 망칠 뿐 아니라 집중력을 해친다. 수면 중 낮 동안 학습한 것들이 뇌에서 장기 기억으로 옮겨가므로 학습에도 전혀 도움이 되지 않는다.

건강 지표 4가지

우선 체질량지수다. 건강한 체질량지수는 $25 km/m^2$ 미만을 유지하는 것이다. 하지만 이보다 클수록 점수가 깎인다.

다음은 non-HDL 콜레스테롤이다. 이 수치는 이번에 처음으로 도입됐다. 예전엔 그저 콜레스테롤 수치만 봤지만, 사실 몸에 좋은 콜레스테롤도 있다. 고밀도인 HDL 콜레스테롤이 그것이다. '나쁜 콜레스테롤'인 LDL 수치가 높아지면 심혈관 질환의 위험도를 높인다는 건 과학적 사실이다. '좋은 콜레스테롤'인 HDL 콜레스테롤은 이 위험을 낮춰주므로 이점이 있는 것으로 알려져 있다.

체질량지수 점수

* 체질량지수(BMI) = 체중/키의 제곱

점수	체질량지수(kg/m2)
100	25 미만
70	25.0-29.9
30	30.0-34.9
15	35.0-39.9
0	40 이상

체질량지수 점수. 40 이상이면 건강상에 큰 문제가 생길 가능성이 높아진다.

non-HDL 콜레스테롤 점수

* non-HDL 콜레스테롤 = 전체 콜레스테롤 - HDL 콜레스테롤

점수	non-HDL 콜레스테롤 수치(mg/dL)
100	130 미만
60	130-159
40	160-189
20	190-219
0	220 이상

non-HDL 콜레스테롤 점수. LDL이 높을수록 뇌졸중이나 심근경색의 위험이 높아진다.

슈퍼에이저

HDL을 제외한 콜레스테롤 수치가 130보다 작으면 100점이다. 하지만 220 이상이면 0점으로 심혈관 질환 위험이 매우 높아진다는 의미다.

다음은 혈당이다. 공복혈당이나 당화혈색소 수치를 보면 된다. 공복혈당이 100보다 작거나 당화혈색소 수치가 5.7보다 작으면 100점이다. 하지만 전당뇨 단계이거나 당뇨이면서 당화혈색소 수치가 높으면 점수가 점점 줄어든다.

이 8가지 지표 중 노화에 가장 큰 영향을 준 것은 non-HDL 콜레스테롤이었다. 높음에 해당하는 점수를 받은 사람은 낮은 사람보다 무려 9.56년을 덜 늙었다.

혈당 점수

점수	당뇨병력	공복혈당(mg/dL) 당화혈색소(%)
100	X	100 미만 혹은 5.7 미만
60	X	100-125 혹은 5.7-6.4
40	O	당화혈색소 7 이하
30	O	당화혈색소 7.0-7.9
20	O	당화혈색소 8.0-8.9
10	O	당화혈색소 9.0-9.9
0	O	당화혈색소 10.0 이상

혈당 점수. 당뇨병이 있다면 점수는 40점 아래로 내려간다.

마지막으로 혈압이다. 혈압 수치가 수축기 120, 이완기 80보다 낮으면 100점이다. 하지만 160을 넘어간다면 0점이다.

총 점수는 이 8가지 점수를 모두 더해 평균하면 된다. 80점 이상이면 높음, 50점 이상이면 보통, 그보다 낮으면 낮음으로 분류된다. 80점 이상만 유지해도 '훌륭한' 수준으로 평가된다. 앞서 말했듯 60세 이상에선 4%에 불과하다. 미국인의 사례를 보면 청소년은 45%가 훌륭한 수준이지만, 20~39세는 32%, 40~59세는 11%로 중년을 지나며 확 떨어진다.

물론 개인차가 있기에 이 점수가 개인의 건강을 완벽히 반영했다고 볼 수는 없다. 하지만 전반적으로 볼 때 이런 건강한 생활 습관을 잘 지키면 그저 수명뿐 아니라 병 없는 건강 수명도 더 길어

혈압 점수

점수	수축기(mmHg)	이완기(mmHg)
100	120 미만	80 미만
75	120-129	80 미만
50	130-139	80-89
25	140-159	90-99
0	160 이상	100 이상

혈압 점수. 고혈압은 여러 합병증을 일으키는 근원이 된다.

슈퍼에이저

지는 건 확실하다.

"예전엔 정상과 비정상을 어떤 집단에서 나눴다. 하지만 요즘은 이를 한 개인 단위에서 나누는 것이 필요하지 않겠느냐는 얘기가 나온다. 예를 들어 혈압이 80에서 120 정도 나오는 사람이 있다고 치자. 그 사람이 140으로 혈압이 올라가면 집단 기준에서는 고혈압에 해당되지 않을 수 있다. 하지만 개인적으로 볼 땐 평소보다 혈압이 많이 높아진 상황이다. 그러므로 개인적으로는 혈압이 높아질 수 있는 상황을 피하는 게 좋다. 혈당과 관련해서도 사람마다 굉장히 큰 차이를 보인다. 케이크를 먹고 도넛을 먹는 사람 중에서도 혈당이 올라가는 사람이 있고 그렇지 않은 사람이 있다. 콜레스테롤 수치도 비슷하다." 김광일 센터장의 설명이다.

무엇보다 중요한 정신 건강

그리고 이 8가지 지표 전체에 크게 영향을 주는 요소가 또 있다. 바로 정신 건강이다. 정신 건강이 좋지 않을수록 8가지 지표가 전체적으로 하락했다. 심리적 건강함은 8가지 지표를 동반해서 높여줬다. 불안감, 적대심, 만성적 스트레스, 비관주의, 우울증과 같은 마음의 상처와 병은 생활 습관을 망치고 수치를 악화시켰다.

이번에 가이드라인을 업데이트한 연구자들은 이 심리적 요인을

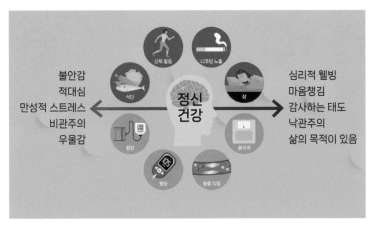

정신 건강은 8가지 모든 요소에 지대한 영향을 주는 기본 요인이었다.

하나의 지표로 설정하기보다 지표의 근간이 되는 더 기본적인 요소라고 판단했다. 그러니까 어떻게 보면 8가지 지표보다 더 근본적이고 중요할 수도 있다는 의미다. 김광일 센터장은 "심리적 스트레스나 우울감은 질환에 나쁜 영향을 미친다는 사실이 밝혀져 있다"며 "스트레스는 교감신경을 항진시켜 심혈관 질환을 악화시키고 다른 질병의 예후도 훨씬 더 불량하게 만든다"고 말했다.

이런 심리적 요인은 블루존의 건강 가이드인 'Power 9'에도 주요 덕목으로 소개된다. 의료 전문가, 고고학자, 인구학자, 전염병학자 등으로 구성된 블루존 연구자들은 장수 마을의 공통점을 추려 9개의 목록을 만들었다.

그 9가지는 일상적 움직임, 목적 있는 삶, 스트레스를 줄이는 내려놓음, 20% 부족한 식사량, 채식 위주 식단, 사람들과 어울려 마시는 와인 한 잔, 집단에의 소속감, 가족과의 행복한 시간, 친교 모임이었다. 9가지 중에서 대략 6가지가 사회적 관계를 포함해 심리적 안정감을 주는 정신적 활동에 속한다. 이 때문에 사회적 고립을 벗어나는 게 건강 수명을 늘리는 첫 원칙이라고 말하는 전문가도 많다.

소리 없이 수명을 줄이는
저탄고단 식단

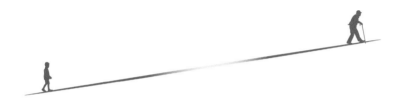

'탄수화물은 다이어트의 적이고 단백질은 든든한 동반자다.' 상식처럼 통용되는 이 말은 사실 잘못됐다. 탄수화물이 다이어트의 적이 되는 경우는 '나쁜 탄수화물'을 먹을 때다.

주변에 흔히 보이는 '나쁜 음식'은 대부분 '나쁜 탄수화물'을 포함하고 있다. 과자나 음료는 당으로 범벅이 됐다. 각종 첨가물과 포화지방도 듬뿍 들어 있다. 정제된 탄수화물을 먹으면 뇌는 즉각 쾌감을 주는 물질을 분비한다. 자연히 많이 먹게 되고, 여분의 칼로리는 지방으로 축적된다.

최신 영양과학에 따르면, 탄수화물은 죄가 없을뿐더러 오히려

슈퍼에이저

적극 권장돼야 한다. 반면 단백질은 과대평가됐다. 근육과 호르몬, 효소를 만드는 데 필수적이지만 과다하게 섭취하면 수명을 갉아먹는다. 단백질은 세포 성장을 돕지만, 또한 노화를 가속화한다.

발터 롱고 서던캘리포니아대 장수연구소 소장은 "성장과 노화는 비슷한 맥락"이라며 "몸의 기능을 과도하게 활성화하면 그만큼 생명의 사이클을 빨리 돌려 노화 역시 앞당긴다"고 설명했다. 롱고 교수는 할리우드 배우 귀네스 펠트로의 식단을 짜주기도 한 세계적 영양학자다.

수십 년간 대세는 '저탄고지(저탄수화물 고지방)' 혹은 '저탄고단(저탄수화물 고단백질)' 식단이었다. 하지만 현대 영양학이 제시하는 식단은 정반대다. 고탄수화물에 적당한 단백질과 지방을 보조하는 것이다.

고탄수화물이라고? 그렇다. 오해할 만하다. 고탄수화물이 비만을 부르고, 당뇨를 일으키며, 고혈압의 원흉이라는 시각이 만연해 있기 때문이다.

하지만 앞서 이야기했듯, 탄수화물이라고 다 똑같이 건강에 악영향을 주는 건 아니다. 탄수화물이 건강의 적이 된 건 사실 당분과 정제 곡물 때문이다.

당분은 영양학에서 가장 유명한 악당이다. 혈당을 급속도로 올리고 칼로리로 소모되지 못하면 지방이 돼 몸에 축적된다. 지방은 염증을 불러 노화를 가속시키고 신진대사를 망가뜨린다. 하지만 여기서 말하는 건 당분이나 정제 곡물이 아닌 통곡물이다. 통곡물은 좋은 탄수화물로 분류된다.

마찬가지로 단백질이 항상 옳은 것도 아니다. 근육 발달에 도움이 되지만, 과하게 먹으면 그 자체로 수명을 줄인다. 그런데 우리는 왜 탄수화물은 나쁘고, 단백질은 옳다는 생각을 갖게 됐을까.

저탄고지, 왜 틀렸나

한국에 다이어트 개념이 들어온 건 1990년대 후반이다. 모델 출신의 배우들이 스크린을 누비면서 남성들의 벗은 상반신이 TV 화면에도 등장하기 시작했다. 멋진 몸매는 그 자체로 숭배의 대상이 됐다.

수많은 다이어트 비디오가 나타났다. 2000년대에 들어서면서 이소라, 조혜련 등 연예인과 '간고등어 코치'까지 등장하며 다이어트는 일반인에게 급속도로 확산됐다. 사실 다이어트diet의 본디 의미는 '식단'이다. 우리는 '체중 감량'이라는 의미로 쓰지만 말이다.

이 시기 세계를 지배하던 식단 트렌드가 저탄고지였다. 고기 위주로 먹고 탄수화물을 금기시하는 '앳킨스 다이어트(일명 황제 다이어트)'가 대표적이다. 저탄고지는 한국에 들어오면서 다이어트 식단의 선점 효과를 누렸다.

그런데 왜 저탄수화물 다이어트가 세계적 대세가 됐을까. 애초에 1980년대와 1990년대 미국에서 유행했던 건 고탄수화물 저지방 다이어트였다. 당시 미국은 늘어나는 심장병 위험을 감소하기 위해 저지방 식단을 국가 차원에서 밀고 있었다. 1948년 시작돼 심장 연구 분야에서 중요한 업적을 세운 프레이밍햄 심장 연구를 통해 콜레스테롤과 지방이 심장병 위험을 증가시키는 것으로 나타났기 때문이다.

하지만 저지방 식단은 안타깝게도 눈에 띄는 성공을 거두지 못했다. 사실 지금까지도 미국인은 지방 섭취량을 줄이지 못하고 있다. 1990년대 접어들면서 그 반작용으로 나온 게 저탄고지 식단이다. 이후 유행한 키토제닉, 구석기, 앳킨스 다이어트 모두 저탄고단이나 저탄고지가 기본이다.

최근 영양학은 이런 트렌드를 경계한다. 발터 롱고 서던캘리포니아대 장수연구소 소장은 "하루 칼로리의 상당량을 탄수화물로 채우는 게 바람직하고 거기에 건강한 단백질과 지방을 곁들여야 한다"고 조언한다.

탄수화물이 식단의 주인공이 돼야 한다는 말이다. 오히려 단백질이야말로 곁에 둬야 할 친구가 아니라 가려 만나야 할 존재라고 말한다. 단백질의 종류와 양에 따라 우리 몸의 운명이 달라질 수 있기 때문이다.

"사람들은 탄수화물 섭취를 질 나쁜 탄수화물 섭취 혹은 과도한 양을 먹는 것과 혼동하고 있다. 전 세계 100세 노인뿐 아니라 동물 실험에서 드러난 장수 식단에도 일반적으로 탄수화물 함량은 상당히 높다. 몇 년 전 많은 연구를 분석한 결과, 다음과 같은 사실이 밝혀졌다. 탄수화물을 적게 섭취하는 것보다 탄수화물로 전체 칼로리의 80%를 섭취하는 것이 건강 수명을 늘리는 데 더 좋다는 것이다. 체질량지수, 체중, 허리둘레만 양호한 상태를 유지한다면 탄수화물이 주요 칼로리 공급원이 되어야 마땅하다." 발터 롱고 소장의 설명이다.

단백질, 왜 문제인가

단백질은 뭐 어때서 그러는 것일까. 단백질은 필수 영양소로 근육과 피부, 호르몬과 항체를 만든다. 하지만 단백질이 소화되면서 나오는 BCAA(가지사슬 아미노산)와 메티오닌은 양날의 검이다.

단백질은 위와 소장에서 소화되면서 폴리펩타이드, 아미노산이 쪼개진다. 아미노산 자체도 과도하면 문제가 된다. 그중에서 BCAA와 메티오닌은 너무 많을 때 건강에 해를 끼친다.

즉 단백질을 적당히 섭취하면 근육을 성장시키고 몸을 튼튼하게 한다. 하지만 많이 먹으면 질병의 위험이 올라간다. BCAA와 메티오닌은 동물성 단백질에 풍부하다.

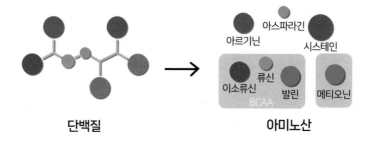

단백질이 위와 소장에서 소화되면 폴리펩타이드, 아미노산으로 쪼개진다. 아미노산 자체도 과도하면 문제가 되지만 그중에서도 BCAA와 메티오닌은 과도할 경우 건강에 해를 입힌다.

　2021년 〈네이처〉에 실린 미국 위스콘신-매디슨대 의대 더들리 래밍 교수의 연구에선 BCAA를 제한한 수컷 생쥐의 수명이 크게 늘었다. 반대로 말하면 단백질을 과도하게 먹으면 목숨이 짧아진다는 거다. 근육을 키우기 위한 단백질 과다 섭취는 수명 단축을 담보로 하는 것일 수 있다는 말이다. 2023년 9월 래밍 교수가 펴낸 또 다른 논문을 보면 단백질 제한 식단은 생쥐의 알츠하이머병 발병과 진행을 늦췄다.

　"아미노산만으로도 노화 과정을 가속화할 수 있다. 근육을 만들고 건강을 유지하기 위해 충분한 양의 단백질을 먹는 건 물론 좋다. 하지만 그게 엄청난 양을 먹어야 한다는 건 아니다. 과도한 양

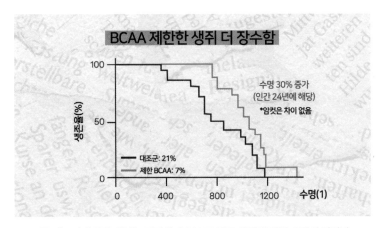

BCAA 제한한 생쥐 더 장수함

수명 30% 증가
(인간 24년에 해당)
*암컷은 차이 없음

생존율(%)

대조군: 21%
제한 BCAA: 7%

수명(1)

BCAA를 과도하게 먹은 생쥐는 적당한 수준으로 먹은 생쥐에 비해 수명이 짧았다.

의 단백질을 섭취하는 아이들이 정상적인 수준의 단백질을 섭취하는 아이들보다 근육이 더 성장하는 건 아니라는 게 밝혀진 적이 있다." 발터 롱고 소장의 말이다.

물론 동물 연구가 항상 사람에게 옳은 건 아니다. 하지만 BCAA와 메티오닌 등의 섭취를 줄이는 게 건강 유지와 수명 연장에 좋다는 연구는 최근 10년 새 계속 나오고 있다.

고기를 먹어야 하는 사람

그런데 동물성 단백질이 모든 사람에게 나쁜 것만은 아니다. 반드시 먹어야 되는 사람들도 있다.

2014년 〈셀〉에 실린 롱고 소장의 연구를 보면 젊은 성인은 동물성 단백질을 많이 먹는 게 분명 해로웠다. 하지만 노인은 동물성 단백질을 잘 챙겨 먹는 게 오히려 건강에 유익한 영향을 줬다. 인생을 살아가면서 자기의 연령대에 맞게 식단을 조정하는 게 중요하다는 얘기다.

롱고 소장은 미국인 8만 명을 18년 동안 추적 조사했다. 단백질 섭취량으로 3그룹으로 나눠 살펴봤다. 중년 남성을 보면 전체 사망률, 암 사망률 모두 단백질을 많이 먹는 사람들이 적게 먹는 사람보다 현저히 높았다. 다만 식물성 단백질은 많이 먹어도 사망률 차이가 없었다. 하지만 66세 이상의 사람들은 오히려 단백질을 많이 먹는 사람들의 사망률이 낮았다. 즉, 젊다면 식물성 단백질 위주로 먹는 게 좋고, 나이가 들면 동물성 단백질을 충분히 먹는 게 좋다는 의미다.

단식 모방 식단

그렇다면 최신 영양학이 알려주는 최적의 영양 전략은 뭘까. 2022년 롱고 소장은 영양과 노화 연구 100건 이상을 종합해서 무병장수와 식단 사이의 복잡한 관계를 탐구했다.

그리고 건강을 해치는 3요소를 꼽았다. 동물성 지방, 당분 그리고 동물성 단백질이다.

이 3가지 성분은 신진대사의 톱니바퀴에 쓰레기 더미와 노폐물을 잔뜩 끼얹는다. 대사 장애와 염증, 세포의 산화 손상이 커진다. 그 결과는 질병으로 나타나고 단명으로 이어진다.

즉 이 3가지를 식단에서 최소화하는 영양 전략만 제대로 이행한다면 크게 걱정할 필요는 없다. 사람의 상태에 따라 식단이 조금씩 달라야겠지만 대체로 공통적인 게 있다.

첫 번째는 소식과 간헐적 단식 혹은 시간제한 식사다. 먼저 평소 먹는 양에서 25% 정도의 칼로리를 줄이는 게 좋다. 보통 하루 500칼로리만 줄이면 충분하다. 평소 습관처럼 들이켜던 당분 가

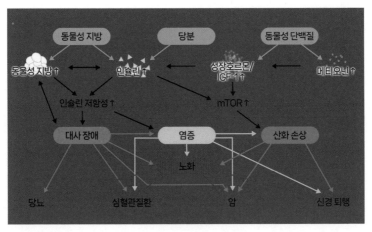

건강을 해치는 3가지 영양소는 어떻게 우리 몸을 망칠까.

득한 음료수를 끊고, 손이 가는 곳에 놓아두던 스낵이나 초콜릿만 줄이는 것만 해도 상당한 칼로리를 줄일 수 있다. 흰쌀밥은 한두 숟갈 정도 남기는 것도 방법이다.

간헐적 단식도 자가 포식을 도와 수명을 늘려주고 건강 상태를 개선하는 것으로 알려져 있다. 보통 주 1~2회 정도 칼로리를 평소의 25% 이하로 줄여 거의 먹지 않는 상태를 유지하면 된다. 하지만 이 방법은 꽤나 고통스럽다. 한 실험을 보면 38%가 공복이 괴로워서 중도 포기했다.

이 때문에 대체 방안으로 시간제한 식사가 주로 시도된다. 하루 12시간 공복을 유지하는 것이다. 보통 전날 오후 7시에 식사를 했으면 다음 날 아침 식사는 오전 7시 이후에 하는 식이다.

시간제한 식사는 동물 실험에서 대사 건강을 개선하고 비만을 예방해줬다. 사람을 대상으로 한 실험에서도 심장 대사 질환과 간 질환 위험을 낮췄다. 비만을 막아준 건 덤이다.

그런데 여기서 주의해야 할 점이 있다. 전날 저녁을 늦게 먹고 아침을 건너뛰는 건 그리 좋은 방법이 아니다. 2017년 미국심장협회의 연구에선 아침 식사를 거르면 고혈압, 당뇨, 그리고 심장 질환의 위험을 높였다. 최근 연구에선 오전 8시를 기준으로 아침 식사 시간이 1시간 늦어질 때마다 심혈관, 뇌혈관, 관상동맥 질환 위험이 다 조금씩 올라갔다. 즉 시간제한 식사를 지킨다고 아침을 거르는 건 권장되지 않는다.

롱고 소장은 간헐적 단식이 힘들다면 단식 모방 식단을 고려해볼 것을 제안한다. 한 달에 한 번 5일 동안 단식과 비슷한 효과를 주는 식단을 실행하는 것이다.

"보통 사람들을 위한 버전은, 첫날 1100칼로리를 먹는다. 그리고 2~5일 차에는 800칼로리를 먹는다. 대부분 비건 채식으로 돼

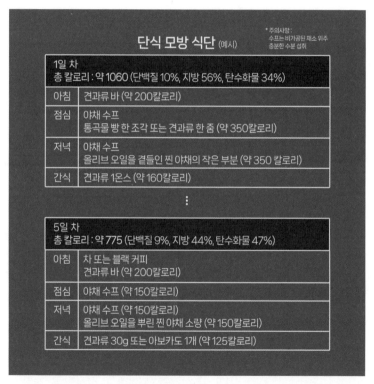

단식 모방 식단의 예시. 단식 모방 식단은 음식을 먹으면서도 몸에 단식과 같은 효과를 주기 위해 만들어졌다. 단식만큼 고통스럽지 않지만, 비슷한 효과를 얻을 수 있다.

있고 견과류와 올리브 오일 등이 주로 추가된다. 단식 모방 다이어트는 1년에 3번 정도만 해도 좋다. 한 번 할 때 5일만 지속하면 되기 때문에 생활 습관을 바꾸지 않는다는 점에서 누구나 해볼 만하다." 롱고 소장의 제안이다.

단식 모방 식단은 암 환자에게도 좋은 결과를 보였다. 근육량을 감소시키지 않으면서 화학 요법 효과를 높여주고 암 진행 위험을 줄였다.

최적의 장수 식단

그러면 두 번째로 식탁엔 어떤 걸 놔야 할까. 앞서 말한 블루존 식단이 최적의 장수 식단에 가깝다. 탄수화물 위주면서 동물성 단백질을 제한한다. 통곡물과 콩과 생선, 견과류로 채워진 식단이다.

대표적 블루존인 일본 오키나와, 이탈리아 사르데냐, 미국 로마린다의 식단이 이렇다. 육류 대신 생선을 먹고 콩과 통곡물, 견과류를 많이 먹는다. 이런 식단은 신진대사의 톱니바퀴를 매끄럽게 흘러가게 한다.

"대부분 채소와 콩류, 통곡물을 먹고 여기에 생선을 더한 식단이 좋다. 생선은 일주일에 서너 번 먹는다. 식사 시간은 하루에 12시간 내에서 다 해결한다. 예를 들어 오전 8시부터 오후 8시 안

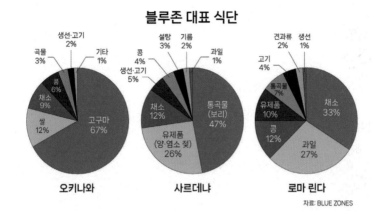

블루존 대표 식단

오키나와
생선·고기 2%
곡물 3%
기타 1%
콩 6%
채소 9%
쌀 12%
고구마 67%

사르데냐
설탕 3%
기름 2%
콩 4%
생선·고기 5%
과일 1%
채소 12%
통곡물 (보리) 47%
유제품 (양·염소 젖) 26%

로마 린다
견과류 2%
생선 1%
고기 4%
통곡물 7%
유제품 10%
콩 12%
채소 33%
과일 27%

자료: BLUE ZONES

세계 대표적인 장수 마을의 식단.

에 식사를 마치는 것이다. 각 나라마다 고유하게 즐겨 먹는 음식의 종류가 있다. 식단에 있는 그 식품을 정확히 먹으라는 게 아니라, 각 나라 고유한 버전의 음식을 찾아서 먹으면 된다." 롱고 소장의 설명이다.

결론적으로 요약하자면 간헐적 단식은 몸을 리셋해서 몸속 쓰레기를 말끔히 청소해 준다. 여기에 더해 장수 식단은 조직을 재생하고 면역력을 키워준다. 일찍 시작할수록 수명 연장 효과도 좋다. 다만 근육이 많이 줄어드는 60대 후반부터는 고기를 충분히 먹는 게 오히려 좋다.

그렇다고 이런 방법들을 너무 팍팍하게 적용할 필요는 없다. 영양을 섭취한다는 건, 인간에겐 음식과 요리를 즐기는 행위와 일맥

상통한다. 그건 그저 오래 살려고 억지로 연료를 공급하는 행위가 아니라 더 즐겁고 나은 삶을 위한 식도락일 수 있을 테니 말이다.

게다가 한국인들은 단백질 섭취 수준이 서구 평균에 비해 낮은 편이다. 단백질을 너무 기피하는 것도 영양학 측면에서 좋지 않다. 식물 기반이든 동물 기반이든 체중 1kg당 약 0.8g 정도의 단백질은 섭취할 필요가 있다.

치매와 암을 부르는
악마의 식품

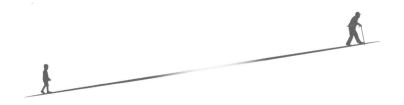

"당신이 뭘 먹는지 말해달라. 그러면 내가 당신이 누군지 알려주겠다." 프랑스의 법관이지만 미식가로 더 잘 알려진 장 앙텔름 브리야-사바랭의 말이다. 프랑스 혁명기에 활동했음에도 당시 저탄수화물 다이어트를 창시했을 정도로 영양학에도 일가견이 있었다.

그의 말은 과학적으로도 사실에 가깝다. 우리가 먹는 게 우리 미래를 결정한다. 음식은 독이 되기도, 약이 되기도 한다.

이런 아이디어는 정책으로도 이어졌다. 20세기 들어 '칼로리'와 '영양소'가 전 세계 보건 정책의 근간이 됐다. 당분이나 트랜스지방을 줄이고, 채소를 많이 섭취하라는 식의 가이드라인도 이에 따른 것이다.

그런데 칼로리와 영양소에 초점을 맞춘 기존의 식품 패러다임에 도전하는 또 다른 기준이 최근 등장했다. 'NOVA(새롭다는 뜻의 포르투갈어)'로 명명된 식품 분류 체계다. 브라질의 상파울루대 영양보건학 교수인 카를로스 몬테이루가 "칼로리와 영양소만 따져서는 건강을 지키기 불가능하다"며 창안했다.

NOVA는 브라질을 넘어 남미, 유럽, 미국으로 퍼져나가면서 전 세계 보건학자들이 주목하고 있다. 우리나라 영양학자들도 이 기준을 점점 진지하게 받아들이는 추세다. 단순하지만 설득력이 매우 강해서다.

NOVA는 사람들이 절대적으로 피해야 할 식품군을 단 한 가지로 못 박는다. '초가공 식품Ultra Processed Food'이다. 지난 10년간 축적된 연구 결과에 따르면 초가공 식품은 암을 일으키고 뇌 건강에 치명적이며 수명을 갉아먹는다.

NOVA의 '그룹 4'를 조심하라!

몬테이루 교수는 지난 30년간 브라질 사람의 식습관과 건강 사이의 상관관계를 추적했다. 그는 2000년대 후반 과거 데이터를 살피다 놀라운 사실을 발견했다. 1970년대에 비해 2000년대에 설탕, 소금, 기름의 구매량은 줄었지만, 비만율은 치솟았던 것이다. 살을 찌게 하는 식품 없이 그들은 어떻게 비만에 이르게 됐을까.

이유는 간단했다. 사람들은 설탕, 소금, 기름을 다른 형태로 전보다 더 많이 섭취하고 있었다. 높은 과당과 트랜스지방으로 범벅된 탄산음료나 과자 같은 식품이었다.

몬테이루 교수는 "설탕, 소금, 지방 섭취가 늘었을 뿐 아니라 이와 관련한 만성질환의 유병률도 높아졌다"며 "과거보다 현재로 올수록 먹는 것이 건강에 큰 위협이 되고 있다"고 말했다. 잘 먹고 잘 사는 시대에 만들어지는 식품이 오히려 해가 된다는 것이다.

그는 사람들에게 요즘 식품의 위험성을 경고하려면 분류 체계도 새로워져야 한다고 생각했다. 연구 끝에 마침내 2009년 NOVA

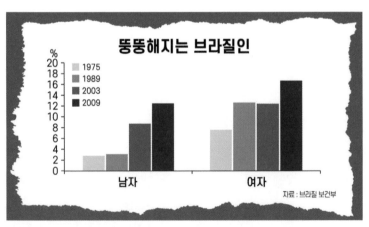

브라질 사람들의 비만율은 1970년대부터 30년에 걸쳐 급격하게 올라갔다.

슈퍼에이저

라는 새로운 체계를 내놨다. 현재 이 체계의 합리성은 브라질 너머 해외의 영양학자들도 사로잡았다. 지난 100년간 영양학계를 지배하던 칼로리-영양소 중심의 분류 체계를 뛰어넘는 강력한 대안으로 받아들여지고 있다.

NOVA는 식품을 4종류로 나눈다. '그룹 1'은 전혀 가공되지 않거나 최소한으로 가공된 식품이다. 무가공 식품이나 최소 가공 식품이라고도 한다. 식물의 먹을 수 있는 부분, 즉 과일이나 씨앗, 잎, 뿌리 그리고 동물과 생선이 포함된다. 달걀과 우유, 버섯과 해조류도 포함된다.

위와 같은 신선한 재료를 다른 첨가물 없이 건조하거나 분쇄하거나 찌거나 구운 것도 이 분류에 속한다. 밀가루나 우유를 발효해

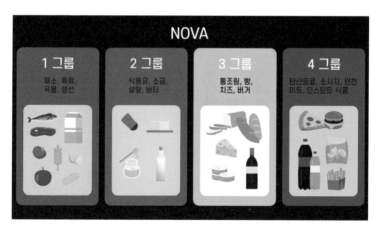

NOVA의 식품 분류.

만든 요거트 같은 발효식품도 소금이나 설탕 등 다른 첨가물이 없다면 여기에 속한다.

'그룹 2'는 '그룹 1'의 식품을 가공해 얻어진 것들이다. 가공 식재료라고 한다. 원심분리나 정제 등의 과정을 통해 나온 것들이다. 올리브유나 포도씨유 같은 식물성 기름, 우유에서 얻은 버터, 돼지고기에서 얻은 라드, 설탕과 꿀, 소금, 식초 등이 이 그룹에 속한다.

'그룹 3'은 가공 식품이다. '그룹 1'에 '그룹 2'를 첨가한 식품이다. 밀가루에 소금과 설탕과 버터를 더해 만든 빵이나 소금에 절인 생선 같은 것들이다. 인스턴트 식품이 아닌, 파스타나 피자 같은 요리도 여기에 포함된다.

여기까지는 우리가 집에서도 흔히 먹는 식품이다. 과다 섭취만 하지 않으면 몸에 크게 해롭지도 않다. 하지만 4번째 그룹인 초가공 식품에 이르면 얘기가 달라진다.

공장에서 만든 유사 음식 '초가공 식품'

'그룹 4'는 여러 단계에 걸쳐 산업적 공정이 끼어든 초가공 식품이다. 가공 식품보다 많은 당과 지방, 염분이 첨가돼 있다. 무엇보다 우리 부엌에서는 눈 씻고 찾기 힘든 식품 첨가물이 들어가 있다.

입맛을 돋우기 위해 고농축 과당이 들어가기도 하고 향을 내기 위해 화장품에 들어가는 첨가물을 넣기도 한다. 대부분의 탄산음료, 농축 과일 주스, 마가린, 치킨너깃, 소시지, 런천 미트 등이 포함된다. 인스턴트 냉동식품도 대부분 이 분류에 들어간다.

물론 같은 빵이나 피자, 소시지라도 가공 식품일 수도, 초가공 식품일 수도 있다. 빵을 예로 들면 밀가루, 효모, 소금 그리고 첨가물이 들어가 있지 않은 버터로만 만들면 가공 식품이다. 하지만 버터 유화제나 색소 같은 걸 넣으면 초가공 식품으로 분류된다.

몬테이루 교수는 "가공 식품과 초가공 식품은 '초'라는 말이 하나 더 붙은 것 이상의 차이가 있다"고 했다. "둘은 완전히 다른 식품으로 봐야 한다"는 것이다. 그는 "예를 들어 가공 식품인 딸기잼은 자연에서 온 원재료에, 여느 부엌에도 있는 설탕을 더해 만든

가공식품과 초가공 식품 차이

	가공 식품	초가공 식품
빵	밀가루, 효모, 소금, 버터	유화제, 색소, 방부제
딸기잼	딸기, 설탕	색소, 향미증진제

빵도 집에서 굽거나 첨가물을 넣지 않는 제빵소에서 만들면 가공 식품이지만, 여기에 유화제나 색소, 방부제를 넣으면 초가공 식품으로 분류된다.

것이지만, 초가공 식품은 자연이 아닌 공장에서 독점적으로 생산해 만든 식품 첨가물이 들어 있다"고 했다. 가공 식품은 균형 잡힌 식단에 넣어도 되지만, 초가공 식품은 최대한 피해야 하는 식품이라는 뜻이다.

NOVA가 나온 뒤 브라질은 2014년 정부의 가이드라인에 초가공 식품 소비를 삼가라고 강력히 권고했다. 다른 남미 국가들도 이에 준하는 조치를 뒤이어 취했다. 프랑스 같은 유럽 국가도 이를 받아들여 초가공 식품의 섭취를 줄일 것을 권장하고 있다.

초가공 식품, 담배만큼 위험

하지만 처음엔 'NOVA'가 급진적이라는 의심의 눈길도 있었다. 2010년대 영양학계에선 초가공 식품이 그저 가공 식품에 비해 설탕, 소금, 지방이 더 많이 쓰였을 뿐 큰 차이가 없다는 비판도 나왔다. 식품 첨가물이 인체에 유해하다는 증거가 부족하다는 전문가도 있었다.

미국 국립보건원도 NOVA라는 새로운 체계에 의해 정의된 초가공 식품이 사람들의 건강에 실제로 큰 영향을 미치는지 알고 싶었다. 2019년 이 기관 연구원 케빈 홀Kevin Hall은 실험 하나를 설계했다.

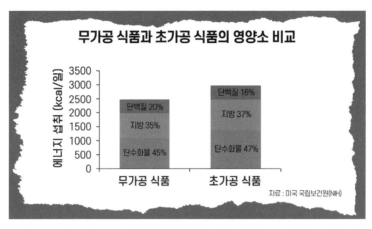

무가공 식품이 초가공 식품에 비해 단백질이 약간 더 많지만, 큰 차이를 보이진 않았다. 두 집단은 영양 측면에선 균형 잡힌 식단을 섭취한 셈이다.

홀은 사람들을 2주 동안 한 군데 모아놓고 한 부류는 무가공 식품만 먹이고, 한 부류엔 초가공 식품만 줬다. 무가공 식품이든, 초가공 식품이든 음식은 제한 없이 자유롭게 먹고 싶은 만큼 먹을 수 있게 했다. 두 식품 사이에 영양소의 비율 측면에선 큰 차이가 없었다.

결과는 놀라웠다. 초가공 식품 식단을 먹은 사람들은 하루 약 500칼로리를 초과 섭취했다. 그리고 2주 동안 체중이 1kg 정도 늘었다. 무가공 식품 식단을 먹은 사람들은 칼로리 섭취도 적었고 체중도 줄었다.

초가공 식품의 위험성을 간단한 실험으로 알린 연구였다. 이후

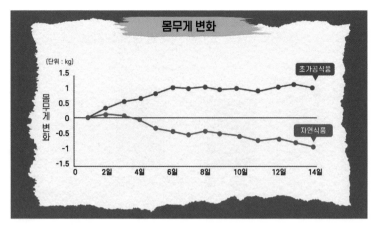

몸무게 변화

(단위 : kg)

몸무게 변화

초가공식품

자연식품

0 2일 4일 6일 8일 10일 12일 14일

두 집단은 섭취한 칼로리가 달랐으며, 이에 따라 체중도 달라졌다. 초가공 식품은 사람들에게 더 많은 칼로리를 먹게 하는 어떤 '힘'이 있는 것만 같았다.

미국 영양학자들도 초가공 식품의 위력을 깨닫게 됐다. 2019년 7월 나온 이 논문은 〈셀 대사학Cell Metabolism〉 저널에서 최신 논문보다도 더 많이 읽히고 있다.

지금까지 초가공 식품이 얼마나 건강에 나쁜지 보여주는 연구 결과는 100건이 넘는다. 초가공 식품을 많이 먹은 사람들은 대장암 발병 위험이 29% 더 높았다. 심혈관 질환 사망 위험도 27% 더 높았다. 인지 기능 저하 속도도 28% 더 빨랐다. 우울증 위험은 81%까지 높았다. 초가공 식품은 최근 30대 이전 세대 젊은이의 암이 폭발적으로 증가하게 만든 가장 유력한 용의자로 지목받는다.

그뿐 아니라 초가공 식품은 치매 위험도 크게 높인다. 2022년 중국 톈진대 연구에 따르면 초가공 식품을 10% 더 먹으면 치매 위험은 25% 더 커진다. 대신 10% 덜 먹으면 위험성이 19% 더 낮아진다. 초가공 식품을 많이 먹을수록 치매 위험이 기하급수적으로 커진다는 의미다.

일부 영양학자들은 이 초가공 식품을 음식이 아니라 유사 음식 혹은 가짜 식품으로 본다. 음식의 형태를 띠고 있지만 실체는 공장에서 만든 화학제품이라는 것이다. 그래서 초가공 식품을 담배와 마찬가지로 규제해야 한다는 과격한 주장을 펴는 학자도 있다. 대표적인 사람이 영국의 저명한 의사 크리스 반 툴레켄Chris Van Tulleken이다. 그는 2023년 펴낸 책《초가공 인간: 왜 우리는 모두 음식이 아닌 걸 먹는가… 왜 그만두지 못하나Ultra-Processed People: Why Do We All Eat Stuff That Isn't Food… and Why Can't We Stop?》에서 "우리가 초가공 식품을 만드는 회사를 담배 회사처럼 보지 않는 이상, 그러니까 그들을 규제하지 않는 이상, 변화는 없을 것"이라고 주장했다.

초가공 식품, 어떻게 걸러낼 수 있나

사실 우리나라는 초가공 식품 섭취 비율이 아주 높은 나라는 아니다. 미국이나 영국에 비하면 꽤 낮은 편에 속한다. 사실 우리는 한

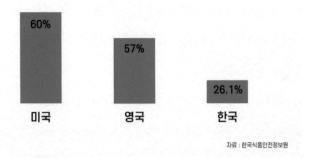

초가공 식품 섭취 비율

60%	57%	26.1%
미국	영국	한국

자료 : 한국식품안전정보원

미국과 영국의 초가공 식품 사랑은 엄청나다. 그에 비해 우리는 초가공 식품을 식단에 넣는 비율 자체가 낮은 편이다.

식이라는 건강한 식품에 기반한 오래된 음식 전통을 갖고 있다.

하지만 사람마다 초가공 식품을 먹는 양의 편차가 크다. 잘 먹지 않는 하위 25% 그룹은 초가공 식품 섭취 비율이 전체 식단의 7%에 불과했다. 하지만 많이 먹는 상위 25% 그룹은 전체 식단의 58%가 초가공 식품이었다. 매일 먹는 음식의 절반 이상을 초가공 식품에 의존한다는 얘기다. 이쯤이면 미국인과 별 차이가 없다.

한국인을 대상으로 한 연구에서 초가공 식품이 사망률을 높인다는 결과도 나왔다. 2023년 5월 이상아 교수는 우리나라 사람 중 초가공 육류나 초가공 어류를 많이 먹은 사람은 사망 위험이 24% 더 높다는 연구 결과를 발표했다. 초가공 우유나 초가공 두유를 많

슈퍼에이저

이 먹은 사람도 사망 위험이 10% 더 높았다.

그러면 어떻게 초가공 식품을 거를 수 있을까. 일단 개인 차원에선 식품 뒷면의 라벨을 주의 깊게 보는 게 최선이다. 성분 목록을 보고 최대한 첨가물이 적은 식품을 선택하는 것이다. 보통 우리 집 부엌에서는 본 적 없는 게 많이 들어가 있다면 거르는 게 좋다. 처음 들어보는 어려운 이름의 물질이 많이 들어간 것도 마찬가지다.

초가공 식품의 문제점을 잘 인지하고 있는 미국엔 점수를 매기는 웹사이트인 '트루푸드(www.truefood.tech)'도 등장했다. 초가공 식품이라도 위험도가 낮은 건 0점에 가깝지만, 높은 식품은 100점에 가까울 정도로 차이가 크다. 특히 위험도가 높은 초가공 식품은 다양한 첨가제를 함유하고 있다.

아직까지 초가공 식품이 왜 건강에 악영향을 미치는지 메커니즘이 확실히 규명돼 있진 않다. 초가공 식품이라고 해도 들어 있는 첨가제는 각기 다르고, 그 모든 것들을 일일이 조사해야 하는 현실적 문제도 있다.

먹기가 너무 편해서 초과 칼로리 섭취를 유도하기 때문으로 보는 과학자도 있고, 다양한 첨가제가 장내 미생물 환경을 망가뜨리기 때문이라는 가설을 내세우는 이도 있다.

인체에 악영향을 주는 메커니즘이 뭐든 초가공 식품이 결과적으로 건강을 해치고 목숨을 위협한다는 연구는 충분히 많다. 과정은 확실치 않지만 인과 관계는 확실히 있다는 말이다. 그러니 혹시나 초가공 식품을 즐기는 분이라면 조금이라도 줄이는 노력을 하는 게 좋다.

이번에 인터뷰한 영양학자들은 근본적 해결책을 "부엌으로 돌아가는 것"이라고 말한다. 몬테이루 교수는 "직접 식사를 준비하는 것이야말로 초가공 식품을 피하는 가장 좋은 방법"이라고 했다. 그는 "진짜 음식은 인류의 역사를 통해 우리가 먹어온 음식들이며, 이것이 오늘날의 우리를 있게 해준 음식"이라고 했다.

특히 아이들이 어릴 때부터 요리를 함께 하는 '부엌 교육'을 하는 게 좋다고 조언했다. 어릴 때부터 식재료를 다룰 줄 알고 건강한 음식을 만드는 요리법을 배우는 게 칼로리나 영양소를 달달 외우는 것보다 낫다는 것이다.

몬테이루 교수는 "요리를 여성이 책임지기보다 가족 구성원이 참여해 함께 하는 것이 좋다"며 "요리와 식사에 필요한 활동을 가족이 함께 하면 더 건강하고 풍미 있는 식사를 오랫동안 쉽게 할 수 있다"고 했다.

건강해지고 싶다면 뭘 먹어야 할까

'초가공 식품을 끊어야 된다는 건 알겠는데, 건강한 식단은 뭐지?'

하는 분들도 있을 것이다. 전문가가 추천하는 건강 식단의 종류는 매우 많지만 그중 연구로 건강 증진 효과가 증명된 두 가지 식단을 소개한다.

지난 2015년 미국 러시대 의대 연구에 따르면 'MIND' 식단이 인지 기능 저하를 줄여준 것으로 나타났다. 치매 발병을 지연시켜주는 식단인 셈이다. 이 식단에 더 가까운 사람일수록 인지 기능 저하가 상당히 늦춰졌다.

'MIND' 식단은 지중해식Mediterranean에 수축기 고혈압 조절 식단인 'DASHDietary Approach to Systolic Hypertension'를 적절히 배합해 신경 발달 저하를 지연하려고 만든 식단이다.

MIND 식단이 권장하는 식품은 우리가 흔히 아는 건강 식단과 큰 차이가 나지 않는다. 채소, 베리, 견과류를 많이 먹고 단백질은 생선과 닭고기로 보충하라는 것이다. 통곡물과 콩류도 충분히 섭취하는 게 좋다고 한다. 눈에 띄는 건 올리브유가 주된 지방 섭취원이 돼야 한다는 것이다. 그러니까 다른 기름, 특히 버터나 마가린 같은 동물성 지방보다 올리브유를 우선시하라는 것이다. 붉은 육류나 튀긴 음식, 당이 잔뜩 들어간 달달한 식품은 되도록 피하는 게 좋다.

독특한 건 와인을 하루 딱 한 잔 마시는 걸 추천한다는 점이다. 대신 하루 두 잔 이상의 와인은 안 먹느니만 못하다고 했다. 10년

MIND 식단

권장 식품	권장량	금지 식품	권장량
녹색잎 채소류	주 6회 이상	버터, 마가린	일 1티스푼 미만
기타 채소류	일 1회 이상		
베리류	주 2회 이상	치즈	주 1회 미만
견과류	주 5회 이상		
통곡물	일 3회 이상	붉은 육류	주 3회 이하
생선	주 1회 이상		
가금류 (튀기지 않은 것)	주 2회 이상	튀긴 음식	주 1회 미만
콩류	주 3회 이상	페이스트리, 사탕류	주 4회 이하
올리브유	주요 지방 섭취원		
와인	일 1잔		

출처 : 미국 러시대학교

간 MIND 식단을 잘 따르는 상위 3분의 1에 속한 사람은 하위 3분의 1에 속한 사람보다 나이가 7.5세 젊어진 효과를 얻었다.

식단과 수명 연장과의 상관관계를 탐구한 다른 연구도 있다. 노르웨이 베르겐대가 2022년 수행한 연구다. 여기서 식단에 따라 기대 수명을 10년 이상 늘릴 수 있는 것으로 나타났다. 20세에 적정 식단으로 바꾸면 수명이 최대 14.3년 늘고, 60세부터 실천하더라도 8.8년 는다고 했다. 이 식단 역시 콩류, 통곡물, 견과류의 섭취를 강조하고 붉은 고기와 가공육을 줄이라고 권한다.

연구진은 지역별 적절한 식품 섭취량 계산기를 웹사이트(http://158.39.201.81:3838/Food/)로 만들었다. 이곳은 중국인, 유럽인, 노르웨이인, 미국인을 위한 식품 섭취량을 계산해준다. 나이와 성별에 따라 정확히 하루 무엇을 얼마나 먹어야 하는지를 볼 수 있다. 한국인이 없다는 게 좀 아쉽긴 하지만, 중국인 40세 남성을 예로 들어 식품별 하루 최적 섭취량을 보면 다음과 같다.

이런 식단을 유지하면 평균적인 식단에 비해 12년의 수명 연장 효과를 얻는다고 한다. 하지만 하루 1820칼로리 소비를 기준으로 만들어진 것이기에 개인차가 있을 수 있다.

위 식단을 종합하면 균형 잡힌 영양소를 고루 섭취하되 탄수화물은 통곡물 위주로, 단백질은 생선과 닭고기 위주로 하라는 걸 알 수 있다. 채소, 과일, 콩을 충분히 먹고, 지방은 견과류나 건강한 식물성 기름으로 섭취하는 걸 원칙으로 한다. 다만 햄이나 소시지, 붉은 고기는 피하고 당이 많이 들어간 음료수나 사탕은 되도록 먹지 않는 걸 권장한다. 특히 초가공 식품은 무조건 피해야겠다.

수명 늘려주는 건강 식단

단위: g(하루 권장량)

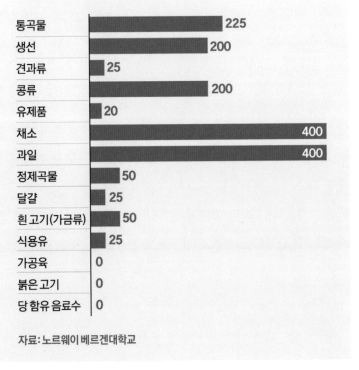

식품	값
통곡물	225
생선	200
견과류	25
콩류	200
유제품	20
채소	400
과일	400
정제곡물	50
달걀	25
흰 고기(가금류)	50
식용유	25
가공육	0
붉은 고기	0
당 함유 음료수	0

자료: 노르웨이 베르겐대학교

수명 늘려주는 건강 식단(40세 남성 기준).

93세 세계 챔피언에게서 배우는 전략
"살살 해라"

만약 외계인이 요즘 인간들의 생활상을 관찰한다면 정말 이상하다고 생각할 것이다. 현대인들은 평소엔 계단도 오르기 싫어서 엘리베이터를 이용하고 걸핏하면 소파에 드러눕는 걸 좋아한다. 그래 놓고는 일부러 돈과 시간을 들여 헬스장이란 곳에서 무거운 쇳덩이를 들거나 쳇바퀴 같은 곳 위에서 숨을 헐떡이며 뛴다. 몸을 움직여야만 하는 곳이 따로 정해져 있는 것처럼 말이다.

그러니까 우리는 일상생활과 운동을 이분법적으로 생각하는 경향이 있다. 일상의 공간에선 최대한 앉거나 누우려고 하고, 헬스장이나 운동장에서만 땀을 빼려고 한다. 편한 일상을 누리다가 그 게

으름을 단죄하려는 듯 근육을 쥐어짜고 폐를 터뜨리려 한다.

하긴 땀에 젖은 셔츠를 입고 업무를 볼 수는 없지 않은가. 하지만 곰곰이 생각해보면 그것도 다 핑계다. 굳이 땀을 바가지로 쏟는 활동이 아니어도, 몸을 움직이는 것만으로 우리 신체는 큰 활력을 얻는다. 이점은 그것만이 아니다. 건강 수명도 늘려준다.

앉아 있는 시간이 길어질수록 심혈관 질환의 위험은 저절로 올라간다. 몸을 움직이지 않고 가만히 앉아 있는 시간은 심장병의 '독립적' 위험 요소다. 무슨 뜻이냐 하면 앉아 있는 시간이 길어지면 아무리 그걸 벌충하려고 운동을 하고, 좋은 걸 먹는다 해도 질병 위험이 높아진다는 말이다.

즉 장시간 앉는 생활이 습관화가 되면 운동이나 영양으로는 만회되지 않는다. 좌식 생활에 인이 박히면 '대사 유연성'이 줄어들어 신진대사가 활발히 돌아가지 않는다. '운동 저항'도 커져서 운동의 효과가 갈수록 떨어진다. 운동을 아무리 많이 해도 지방이 연소되지 않고 칼로리 소모량이 적어진다는 말이다.

의자와 소파는 '보이지 않는 살인마'

2012년 미국 하버드대 이민 리 교수는 미국인의 심장병, 당뇨병, 암 사망률 데이터를 들여다보다 놀라운 사실을 발견했다. 앉아 있는 시간이 길수록 질병의 위험이 높아졌고 사망률도 올라갔다.

앉아 지내는 시간이 11시간 이상이면, 그러니까 깨어 있는 시간의 70%를 앉아 지낸다면 사망 위험이 40% 증가한다. 전 세계 500만 명 이상이 장시간의 비활동으로 인해 사망한다. 리 교수는 "좌식 생활은 흡연, 비만과 비슷할 정도의 위험을 초래한다"고 결론 내렸다.

이후 미디어엔 유명한 말이 등장했다. "앉아 있는 생활은 새로운 흡연"이라는 모토다. 좀 과장된 표현이지만 그만큼 좌식 생활은 건강에 위협적인 존재라는 말이다.

서서 하는 일과 앉아 하는 일을 비교해 봐도 앉아 지내는 쪽이 더 위험하다. 지금은 그렇지 않지만, 과거엔 버스마다 운전사와 차

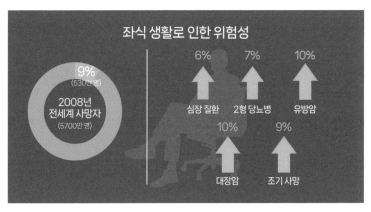

앉아 있는 시간이 길면 모든 사망 위험이 동반 상승한다. 앉아 있는 생활 때문에 사망하는 사람만 줄여도 전체 사망자의 10%는 거뜬히 줄일 수 있을 정도다.

장이 따로 있었다. 운전사는 앉아서 일하고, 차장은 대개 서서 일했다. 런던의 교통 노동자를 비교한 1953년 연구에서 버스 운전사와 차장 3만 1000명을 2년 동안 추적했더니, 운전사가 차장보다 관상동맥 심장 질환에 걸릴 확률이 약 30% 더 높았다. 우편배달부와 앉아서 우편물을 분류하는 우편물 처리원을 비교해도 비슷한 결과가 나왔다. 누구든 오래 앉아 있을수록 사망 위험이 더 높아진다.

치매 위험도 높아진다. 15시간 이상 앉아 생활하는 노인은 평균인 9시간 30분 정도 앉아 지내는 노인보다 치매 위험이 3.2배 높았다. 신체 활동 부족은 대표적인 치매의 위험 요인으로 꼽힌다.

"앉아 있지 않는 상태 즉 서서 활동하는 건 여러 가지 장점이 있다. 앉아 생활하는 건 이런 장점을 다 상쇄한다. 이 때문에 앉아 지내는 분들에겐 여러 가지 나쁜 결과가 나타난다. 또 하나 앉아서 지내시는 이들은 대개 사무직이 많다. 이와 관련한 심리적인 스트레스가 굉장히 높을 수도 있다. 심리적인 스트레스도 심혈관 또는 건강에 굉장히 나쁜 영향을 미친다."

(김광일, 분당서울대학병원 노인의료센터장)

왜 가만히 있으면 몸에 문제가 생기는 걸까. 근육은 조금이라도 힘을 쓸 때 중성지방을 연료로 태운다. 앉아 있으면 근육이 축 늘어져 힘을 쓰지 않으면서 연료를 남긴다. 즉 중성지방이 몸에 남아 돌게 된다. 수많은 잉여 중성지방은 피를 타고 돌다 혈관 벽에 쌓인다. 심혈관 질환의 위험이 높아지고, 치매 위험 역시 커진다.

특히 노인들은 조금만 덜 움직여도 근육 감소 폭이 크다. 대략 마흔이 넘으면 노화의 가속 구간에 접어든다. 매년 1%의 근육이 빠진다. 65세를 넘어 노년에 접어들면 이 비율은 가속된다. 근육이 상당량 빠져서 거동이 힘들어지는 것도 하나의 질병이다. 근감소증이라고 부른다.

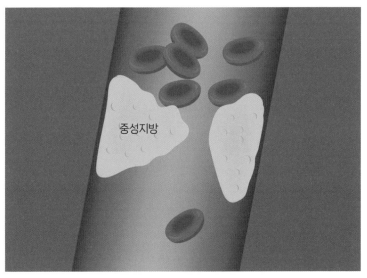

의자나 소파에 앉는 자세는 근육을 활성화시키지 않는다. 중성지방이 쌓이면서 혈관이 막혀 건강을 악화한다.

국내 여러 조사 결과에 따르면 65세 이상 인구의 10~28%는 근감소증에 해당된다. 80대 이상은 30~50%로 추정된다. 근감소증은 그 자체로 사람을 죽이지 않는다. 하지만 이동성이 제한되고 자리에 드러누워 지내는 시간이 길어지면서 자연스레 좌식 생활이 습관화된다. 좌식 생활은 앞서 말했다시피 흡연과 마찬가지로 수명을 줄이는 요인이다.

> "노인분들이 자리에 눕게 되면 아주 급격한 기능 저하가 온다. 음식을 삼킬 때 사레가 들려서 생기는 흡인성 폐렴 위험도 커진다. 피부에 욕창이 생기고, 그로 인해 여러 감염성 질환의 발생 위험이 높아진다."
>
> (김광일, 분당서울대학병원 노인의료센터장)

아프리카 부족이 성인병 없는 이유

그렇다면 앉은뱅이 생활을 어떻게 바꿔야 할까. 당장 헬스장이라도 끊어서 근육 운동에 매진해야 할까. 우선 앉는 자세만 바꿔도 엄청난 효과를 얻을 수 있다.

아프리카 탄자니아에서 수렵·채집 생활을 하는 하드자족의 사례를 보자. 이들에게 비만은 찾아볼 수 없고 심장병, 당뇨병, 암 같은 현대인의 질병도 거의 없다. 그 비결 중 하나는 앉는 자세에 있다.

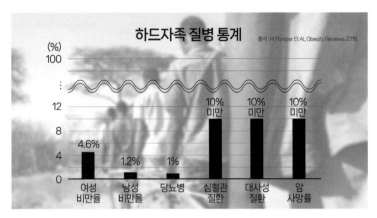

하드자족 질병 통계

출처: H. Pontzer Et Al, Obesity Reviews 2018.

(%)
100

12

8

4

0

4.6% — 여성 비만율
1.2% — 남성 비만율
1% — 당뇨병
10% 미만 — 심혈관 질환
10% 미만 — 대사성 질환
10% 미만 — 암 사망률

하드자족에게선 현대인의 질병을 거의 찾아보기 힘들다. 생활 습관이 매우 건강한 덕도 있지만, 과학자들은 그들의 앉는 자세에 비결이 있다고 본다.

이들은 수만 년 전 농업 혁명이 일어나기 전 인류의 조상처럼 수렵·채집을 하기 위해 장거리를 걷고 달린다. 우선 하루 움직이는 거리 자체가 엄청나다. 하지만 휴식 시간 역시 상당하다. 하루 10시간 가까이 앉아서 쉬는데, 현대 문명인과 비교해도 비슷하거나 오히려 더 긴 시간이다.

좌식 생활이 만병의 원인이라는데 오랫동안 앉아 쉬는 하드자족에겐 왜 병이 없을까. 그들이 쉴 때 앉는 자세가 달랐기 때문이다. 하드자족은 문명인과 달리 쪼그려 앉거나 무릎을 꿇고 앉는 경우가 많았다.

쪼그려 앉는 자세는 의자에 앉는 것보다 근육 사용이 최대 10배 더 많다. 또 하드자족의 앉은 자세의 평균 지속 시간이 약 15분으

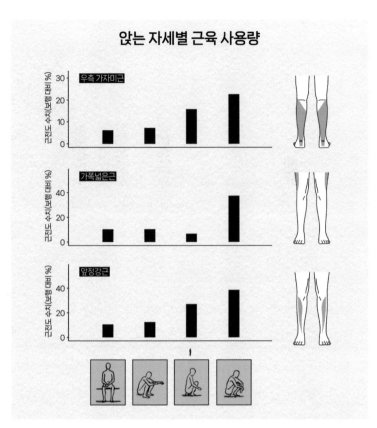

앉는 자세별 근육 사용량

쪼그려 앉으면 의자에 앉는 것과 비교하기 힘들 정도로 근육을 많이 사용하게 된다. 무릎을 꿇거나 땅바닥에 앉는 자세도 의자에 앉는 것보다는 근육 사용량이 더 많다.

로 매우 짧았다.

"쪼그려 앉기라는 건 사실 반복하면 스쿼트를 하는 것과 비슷하다. 만

약 관절 쪽에 문제가 없다고 한다면 확실히 도움이 될 것이다. 예전에 우리도 좌변식, 재래식 화장실을 그렇게 다녔기 때문에 노인분들도 건강하게 이렇게 유지된 거 아니냐 이런 얘기들도 나오고는 있다. 그런데 문제는 특히 고령층에서는 쪼그려 앉았다 일어설 때 혈압 떨어지는 분들이 꽤 있다. 그래서 어지럼증을 경험했든지, 이와 비슷한 위험성이 있는 분들한테는 조금 위험할 수도 있는 방법이 되겠다."

(김광일, 분당서울대학병원 노인의료센터장)

앉는 시간의 저주를 깨는 방법은 또 있다. 무엇보다 앉아 있는 시간 중간중간마다 서서 스트레칭을 하거나 걷는 것이 좋다. 오래 앉아 있더라도 한 시간마다 일어서서 몸을 움직여줄 필요가 있다. 사실 무엇보다 일상생활에서 몸을 움직이는 시간을 조금이라도 더 확보하려는 노력이 필요하다.

건강 지키는 최고의 신체 활동

멕시코 중서부의 시에라 협곡에는 '타라우마라'라는 부족이 살고 있다. 이곳에는 지칠 줄 모르는 무한 체력의 농사꾼들이 살고 있다. 이들은 수천 년간 이어져 내려온 '라라히파리'라는 축제를 종종 연다. 이한 향연이 아니라 울트라 마라톤에 가깝다.

사람들은 팀을 이뤄 평소 입던 옷차림으로 4km 정도 구간을 반복해서 달린다. 작은 나무공을 발로 차고 그 공을 다시 주워 발로 차는 걸 되풀이하면서 끝없이 달린다. 공을 차고 줍기를 반복하며 달리는 이 행위는 어떻게 될지 모를 인생을 상징한다고 한다. 축제가 아니라 마치 달리기 시합 같은 이 레이스는 정오 무렵 시작해 자정이 넘어 끝난다. 12시간 동안 무려 120km를 넘게 달리기도 한다.

타라우마라 부족 사람들은 어떻게 이런 무한 체력을 키울 수 있었을까. 미국 하버드대 인류학자 대니얼 리버먼이 이들에게 질문을 던졌다. 대체 어떤 운동이나 훈련을 하느냐고 말이다. 이 질문에 에르네스토라는 70대 남성은 오히려 반문했다. 대체 '운동이나 훈련'이라는 게 뭘 말하는 거냐고 말이다. 그들 부족에느 '운동'이라는 단어조차 존재하지 않았다. 리버먼은 에르네스토에게 "미국에선 사람들이 건강을 위해 조깅을 한다"고 설명해줬다. 그러자 에르네스토는 어리둥절하면서 "왜 사람들이 아무 이유 없이 뛰는 건지 이해가 안 된다"며 "이 동네에서 뛸 때는 사슴을 쫓거나 염소를 잡을 때뿐"이라고 대꾸했다.

하지만 그들의 운동법은 우리에게 강력한 힌트를 주고 있다. 타라우마라 부족 사람들의 체력을 과학적으로 표현하면 높은 'VO2 Max'를 갖고 있다고 할 수 있다. 'VO2 Max'는 최대산소섭취량을 말한다. 최대산소섭취량이란 최대 운동량으로 움직일 때 산소를 얼마나 잘 쓰는지를 뜻한다. 우리가 신체적으로 힘든 일을 얼마나 잘 버티는지 그 용량을 나타낸다.

VO2 Max로 대표되는 심폐 체력은 사망률과 아주 강력한 연관 관계가 있다. 당시 학계에 큰 충격을 안겼던 2002년 미국 스탠퍼드대의 연구 결과를 보면, 체력이 가장 좋은 그룹보다 체력이 가장 낮은 그룹의 사망 위험이 4.5배 높았다. 엄청난 차이다. 다시 말해 운동능력을 키우면 사망 위험이 팍팍 줄어든다.

사망 위험을 가장 잘 예측하는 인자는 체력이다. 그다음이 흡연 연수다. VO2 Max가 3.5 올라가면 사망률은 16%씩 내려간다. 하루 한 갑을 피우는 흡연자의 경우, 흡연 연수가 10년이 올라갈수록 사망률은 9% 올라간다. 체력은 사망에 대한 최고의 예측 인자지만, 언제든 체력을 향상시키기만 하면 사망 위험을 낮출 수 있다. 체력이 낮으면 치매 위험도 높아진다. VO2 Max가 평균에 못 미치는 사람은 VO2 MAX가 높은 이들보다 치매 위험이 92% 높아진다. VO2 Max를 일상에서 굳이 엄밀하게 재려고 할 필요는 없다. 계단을 올랐을 뿐인데 마치 전력 질주한 것처럼 호흡이 가빠진다면 VO2 Max가 위험 수준이라고 보면 된다.

일상에서 VO2 Max를 쉽게 높이는 법이 있다. 우선 두 노인의 사례를 보자.

아일랜드계 미국인 리처드 모건 씨는 올해 나이 93세다. 노쇠해 보이지만 체력은 30대 남성과 비슷한 수준이다. 실내 로잉머신

대회에서 세계 챔피언을 4번이나 차지했다.

그런데 그는 70대 전엔 운동을 해본 적도 없다고 한다. 73세에 운동을 처음 시작해, 지금은 로잉머신으로 매일 40분간 운동한다. 40분 중 70%는 숨이 차지 않고 대화를 나눌 수 있는 정도로 한다. 20%는 어렵지만 견딜 수 있는 정도, 마지막 10%는 더는 못 버틸 정도의 강도로 한다. 일주일에 이틀은 웨이트 트레이닝을 한다. 덤벨을 사용해 런지, 로잉, 컬을 3세트씩 하고, 힘들어서 더는 덤벨을 들지 못할 때까지 반복한다. 거기에 고단백질 식단을 곁들인다. 체중 1kg 당 2g의 단백질을 먹는다. 무엇보다 그는 이런 운동량과 식습관을 20년간 꾸준히 유지해왔다. 역시 꾸준함을 당해낼 건 없다.

말도 안 되는 신체 능력을 가진 노인들은 또 있다. 2013년 노르웨이과학기술대가 찾아낸 80세 노인은 2013년 기준으로 최대산소섭취량 부문 세계 기록 보유자다. 이 사람의 기록은 50mL/kg/min인데, 이는 정상적이고 활동적인 35세 남성의 것과 비슷한 수치다. 그는 70세에 인공심장박동기를 이식받았음에도 이런 건강 상태를 유지하고 있다. 그는 매일 1만 보를 걷는다. 일주일에 3일은 지구력 운동을 20분, 턱걸이나 행잉 레그레이즈 같은 근력 운동을 10분간 한다.

이 슈퍼 노인들의 운동량을 자세히 살펴보면 하루에 엄청난 운동량을 소화하는 것은 아니다. 딱 충분한 만큼 운동한다. 가장 중요한 것은 가벼운 강도의 유산소 운동을 한다는 점이다. 그리고 거기에 근력 운동을 더하는 식이다.

그렇다. 정답은 가벼운 강도의 운동에 있다. 일반인들이 흔히 하는 착각 중 하나가 숨이 헉헉 댈 정도로 달려야 체력이 좋아진다고 생각하는 것이다.

숨이 가빠지고 힘들어죽을 것 같은 구간은 사실 체력이 좋아지는 것이 아니다. 죽을 만큼 힘은 드는데 체력은 늘지 않고 VO2 Max도 크게 발전하지 않는다. 체력은 안 늘고 젖산만 많이 쌓여서 다음날 힘들어 운동을 포기하게 하는 원인만 만들 뿐이다.

세계 여러 보건 기구의 권고 기준은 간단하다. 더 많이 움직이고 앉는 시간을 줄이는 것이다. 시간을 따지면 중강도 신체 활동을 일주일 150분 이상 혹은 고강도 운동을 일주일 75분 이상 하는 것이다. 둘을 섞어서 해도 좋다.

중강도, 고강도는 어느 정도를 말할까. 보통 신체 활동의 단위로 MET를 쓰는데, 가만히 앉거나 누워 있을 때 에너지 소모량이 1MET다. 이것보다 3배 에너지 소모가 많은 것, 즉 3MET부터 중강도에 해당한다.

시속 4km 정도의 약간 빠른 걸음부터는 중강도 운동이다. 거실에 진공청소기를 돌리는 것도 힘이 들 정도로 한다면 충분히 운동이 된다. 사실 신체 활동에 의해 심박수가 오르는 건 넓은 의미에서 다 운동이다.

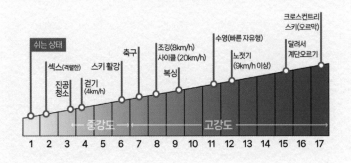

신체 활동에 따른 신진대사량.

"중년 이후에는 근육의 양이 줄고 근력도 떨어진다. 유산소 운동만 해서는 근력 유지가 잘 안 될 수 있다. 가장 이상적인 조합은 유산소 운동을 일주일에 3일 하고 근력 운동 또는 균형 운동을 일주일에 두 번 하는 것이다. 근력 운동 사이에는 운동을 쉬는 휴식 기간을 둠으로써 결국 일주일에 5일에서 6일 정도 운동을 하는 것이 가장 좋다.

무릎에 골관절염이 있어서 하지 근력 운동이 어려운 분들한테 추천 드리는 두 가지가 있다. 앉아서 타는 자전거와 아쿠아 운동이다. 수영처럼 물속에서 할 수 있는 여러 가지 아쿠아 운동은 무릎 관절에 부담을 적게 주면서 근력 운동을 할 수 있는 효과적 운동법이다."

(김광일, 분당서울대학병원 노인의료센터장)

관절이 약해서 뛸 수가 없다면, 뒤로 걷기를 해보는 것도 좋다. 뒤로 걷기는 허벅지와 엉덩이 근육을 강화하고, 심지어 뇌의 인지 기능을 개선해 주기도 한다.

인간에겐 시각, 청각 같은 오감 외에도 고유수용성 감각이란 게 있다. 쉽게 생각하면 우리가 눈을 감아도 뭔가를 집어 입에 가져오는 걸 꽤 정확히 수행하는데, 이때 사용되는 게 뇌의 고유수용성 감각이다.

그런데 뒤로 걸으면 후방을 시각으로 파악하기 힘들어지니까 고유수용성 감각이 더 활성화된다고 한다. 익숙하지 않은 새로운 일을 하면 뇌가 더 활발해진다. 알다시피 이렇게 뇌를 활성화하는 건 인지예비능을 높여 치매를 예방하거나 지연시켜 준다.

처음에 시작할 때는 러닝머신에서 하고, 뇌가 익숙해질 수 있게 천천히 해야 한다. 30분 동안 걷는다고 치면 2분 동안은 시속 1~2km 정도로 아주 천천히 뒤로 걷고, 그 다음 2분은 시속 4~5km로 앞으로 걷는 걸 반복하면 된다. 이게 익숙해지면 속도를 조금 높이고, 오르막길에 도전하는 것도 좋다. 오르막을 뒤로 걸으면 근육이 더 많이 활성화된다. 일주일에 세 번, 한 번에 10분씩 하면 확실한 효과를 볼 수 있지만 하루 1~2분만 투자해도 도움이 된다고 한다.

이런 운동은 사실 신체에 스트레스 반응을 초래한다. 세포 속 에너지 발전소인 미토콘드리아가 운동 중에 바삐 작동하면 활성

산소도 더 많이 생긴다. 하지만 동시에 혈액엔 근육과 신체 여러 곳에서 운동하면 나오는 단백질인 엑서카인들 수백 종류와 분자 수만 개가 나온다. 이 물질들은 스트레스를 무효화하고 독성을 제거하고 세포 방어력을 강화한다. 몸을 튼튼하게 만드는 스트레스 반응이다.

몸을 움직이면 뇌도 훨씬 건강해진다. 우리 뇌는 걷고 뛸 때 해마가 뇌 유래 신경성장 인자BDNF를 분비하면서 새로운 뇌세포를 만들어낸다. 해마는 장기 기억과 공간 지각, 감정을 처리하는 매우 중요한 뇌의 영역이다. BDNF가 나오면 해마는 부피도 커지고 연결성도 더 좋아진다.

신체 활동이 뇌 기능도 좋게 하는 이유는 인간이 본래 그런 동물이기 때문이다. 인류는 두 발로 걷도록 진화하면서 균형을 잡는 운동 능력을 유지하기 위해 뇌를 더 많이 쓰게 됐다. 또 발걸음을 옮기면서 먹을 것을 찾고, 공간을 파악하고 길도 기억해야 했다. 인간의 뇌는 걷고 뛰는 활동을 하면 더 활성화되도록 설계된 것이다.

수명 늘리는 최고의 운동

운동의 효과를 백배로 높이려면 자발적으로, 자부심을 갖고, 동료와 함께 하는 게 좋다. 억지로, 괴롭게, 누가 시켜서 하면 오히려 마음의 병이 생긴다. 자발적인 기쁨 속에서 운동하면 우울증도 이겨낼 수 있다. 2024년 2월 BMJ엔 우울증과 운동에 대한 임상시험 218개를 종합한 메타 연구가 실렸다. 여기서 운동은 심지어 항우울제 복용보다 효과가 좋았다. 그중 댄스, 걷기와 조깅, 요가 같은 운동은 정신 건강을 엄청나게 개선했다.

스스로 운동을 잘하고 있다는 자부심과 자신감은 일종의 플라시보 효과를 준다. 신체 활동이 또래보다 부족하다고 생각하는 사람은 더 활동적이라고 생각하는 사람보다 사망 위험이 최대 71% 더 높았다. 그냥 생각만 그렇게 했다는 이유만으로 이런 차이가 발생하는 것이다.

모든 운동이 다 도움이 됐지만, 가장 수명을 늘려준 운동은 여럿이 함께 하는 스포츠다. 2018년 덴마크 프레데릭스베리병원 연구에서 8000명의 성인이 한 스포츠와 수명 연장의 관계를 봤다. 그 결과 테니스 9.7년, 배드민턴 6.2년, 축구 4.7년 등 사람들과 함께 하는 스포츠가 수영 3.4년, 조깅 3.2년, 체조 3.1년 등 혼자 하는 운동보다 효과가 좋았다.

"세계에서 아주 장수하면서 생산적이고, 건강하고, 행복하게 사는 곳들에선 사회적 관계가 아주 커다란 부분을 차지한다. 테니스나 배드민턴 같은 스포츠는 사람들과 교류하면서 함께 한다. 그건 정말 큰 도움을 준다. 사람들과 함께 운동을 하고, 즐겁게 하면 기분 좋은 호르몬도 나온다. 사람들은 늘 운동하기 싫다고 투덜댄다. 그럼 저는 이렇게 말한다. 그건 당신이 운동을 싫어하는 게 아니라 즐겁게 할 수 있는 걸 못 찾아서 그렇다고 말이다. 그게 배드민턴이든 테니스든, 평생 동안 할 수 있는 운동을 해야 한다. 배드민턴이나 테니스 같은 운동은 60, 70, 80, 90이 돼도 할 수 있다."

(톰 홀랜드, 운동생리학자)

장수 마을로 유명한 '블루존' 사람들의 공통점 중 하나가 쉬지 않고 부지런히 이곳저곳을 누비며 몸을 움직이는 것이다. 그러니 무엇보다 운동과 일상을 구분 짓는 이분법부터 이번 기회에 정리하는 게 어떨까.

자외선 줄이고
발효 음식은 꾸준히 섭취한다

"죽음은 얼굴에 쓰여 있다."

섬뜩한 공포 영화 제목 같은 이 문장은 사실 2015년에 나온 한 논문의 제목이다. 이 논문은 그 사람의 얼굴과 피부 상태를 보면 수명을 예측할 수 있다고 결론 내린다.

언제 죽을지 얼굴 보면 안다

의학이라면 얼굴을 관찰하기보다 혈압이나 혈당 같은 객관적 수치를 따져야 하는 게 아닐까. 하지만 현대 의학은 '얼굴이 얼마나 젊어 보이느냐'가 건강 여부를 파악하는 강력한 척도라는 사실을 밝혀내고 있다.

논문 '죽음이 얼굴에 쓰여 있다'는 대략 이런 내용이다. 연구팀은 덴마크에 사는 쌍둥이 노인을 2001년부터 12년 동안 추적 관찰했다.

2001년 당시 연구팀은 우선 70세 이상의 쌍둥이 187쌍의 사진을 찍었다. 얼굴만 적나라하게 드러나는 여권 스타일의 사진이

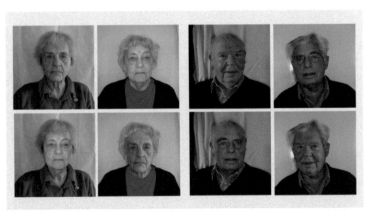

덴마크 쌍둥이 노인들의 여권 스타일 사진. 연구진은 정확한 비교를 위해 얼굴의 각도와 명암 등을 상세히 보정한 뒤 얼굴 나이를 평가했다.   [사진 덴마크 노화연구센터]

슈퍼에이저

었다. 얼굴 외에 헤어스타일이나 옷차림 등의 다른 요소를 최대한 배제하기 위해서였다.

연구팀은 7년 뒤와 12년 뒤, 두 차례 쌍둥이들의 생존 여부를 살폈다. 그랬더니 같은 쌍둥이라도 나이가 더 들어 보이는 쪽이 어려 보이는 쪽보다 먼저 사망할 가능성이 약간 높았다.

얼굴과 피부의 나이가 신체 전반의 노화와 강한 상관관계가 있다는 증거는 또 있다. 2013년 영국과 네덜란드 연구팀은 60대를 모집해 얼굴과 피부를 비교했다. 한쪽은 90대 부모를 둔 장수 집안 출신이었고, 나머지는 아니었다.

연구팀은 우리 몸 중 두 부분의 노화 정도를 평가했다. 몸에서 햇빛을 가장 많이 받는 얼굴과 가장 덜 받는 팔 안쪽 부분이었다. 비교 결과 장수 집안 출신 60대는 자외선의 영향을 받는 얼굴뿐 아니라 팔 안쪽도 모두 어려 보였고, 주름이 적었다. 장수 집안 출신의 얼굴을 합성해 봤더니 실제 나이보다 10세 가까이 어린 것으로 측정됐다.

"얼굴과 팔 안쪽 피부의 노화 정도를 보면 이 사람이 장수할지 아닐지를 알 수 있다. 그중에서도 얼굴은 실제 나이, 흡연 여부, 자외선 손상 정도 혹은 체질량지수와 별개로 심장병 위험을 반영한다." 연구팀의 결론이다.

얼굴이 얼마나 늙어 보이는지와 무병장수할 가능성, 그리고 심장병 위험이 상관관계가 있다는 말이다. 얼굴 나이가 실제 나이보

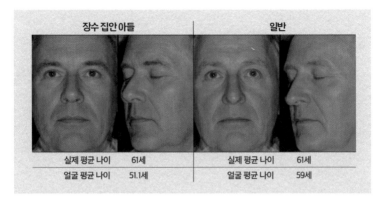

장수 집안 아들		일반	
실제 평균 나이	61세	실제 평균 나이	61세
얼굴 평균 나이	51.1세	얼굴 평균 나이	59세

왼쪽 사진은 장수 집안 아들 12명의 얼굴을 합성한 모습. 이들의 실제 평균 나이는
61세였지만 얼굴 평균 나이는 51.1세로 10세나 어렸다. 오른쪽은 일반인의 얼굴 12명
을 합성한 사진이다. [사진 유니레버]

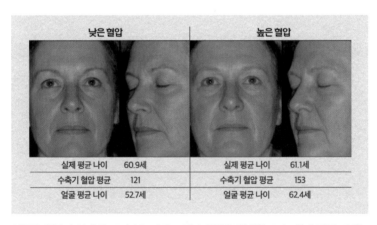

낮은 혈압		높은 혈압	
실제 평균 나이	60.9세	실제 평균 나이	61.1세
수축기 혈압 평균	121	수축기 혈압 평균	153
얼굴 평균 나이	52.7세	얼굴 평균 나이	62.4세

왼쪽은 혈압이 상대적으로 낮은 여성 12명의 얼굴을 합성한 모습. 실제 평균 나이는
60.9세였지만 얼굴 평균 나이는 52.7세로 8세 어렸다. 오른쪽은 상대적으로 혈압이
높은 여성 12명을 합성한 모습이다. [사진 유니레버]

다 5세 이상 어려 보이면 골다공증, 만성 폐쇄성 폐질환, 난청, 백내장 위험이 더 낮고 인지 기능 역시 더 좋다는 연구 결과도 있다.

이처럼 얼굴과 피부가 신체 및 뇌 노화와 상관관계가 있다는 연구 결과는 많이 나와 있다. 물론 이런 질문은 할 수 있겠다. '신체가 늙으니까 당연히 피부도 안 좋아지는 거 아닌가?' 하지만 최근 피부 과학자들은 얼굴과 피부의 노화가 먼저 시작된 뒤, 신체 전체의 노화로 퍼지는 메커니즘을 발견했다.

범인은 피부에 생기는 '노화 세포senescence cell'다. 피부는 우리 몸에서 가장 큰 기관이다. 몸의 바깥쪽 전부를 덮고 있으니 말이다. 그만큼 피부가 만드는 노화 세포는 신체에 광범위한 영향을 미친다.

피부가 늙고 자외선에 손상되면 노화 세포가 만들어진다. 노화 세포는 단순히 나이가 들었다는 의미가 아니다. 생물학적으로도 정상 세포와 뚜렷이 구분된다.

노화 세포가 만들어지는 이유는 다양하다. 하지만 이유가 어떻든 일단 정상 세포가 노화 세포로 변형되면 더 이상 증식을 하지 않는다. 대신 몸에 해악을 끼치는 물질을 분비한다. 이 물질은 혈관을 타고 몸속 구석구석을 누비며 정상 세포를 병들게 한다.

"피부는 건강 상태와 사망 위험, 수명을 정확히 반영한다. 노화 세포는 정상 세포를 늙고 병들게 하는 물질을 내놓는다. 마치 상자 속의 썩은

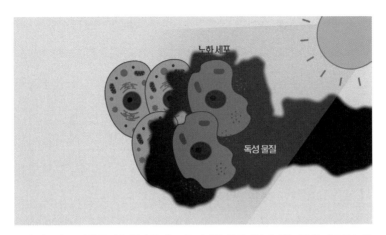

노화 세포가 분비한 물질은 혈관을 타고 몸 전체를 돌아다닌다. 이는 정상 세포의 노화도 가속화한다.

사과가 다른 사과도 상하게 하는 것과 같다. 이 물질이 혈관을 타고 돌아다니며 다른 장기에도 노화를 가속화한다. 뇌까지도 말이다."

(클라우디아 카바다스, 포르투갈 코임브라대 신경과학세포생물학센터 교수)

"자연적으로 늙는 것뿐만 아니라 햇빛을 받아서 피부가 노화하면 피하 지방층에서 아디포넥틴의 발현이 줄어든다. 이 물질이 줄어들면 당뇨와 비만 발생 가능성이 높아진다. 뇌에 영향을 미쳐 인지 기능도 악화된다."

(정진호, 서울대병원 피부과 교수)

피부의 노화를 막기 위해 가장 중요한 건 자외선 차단이다. 피부가 자외선을 받으면 스트레스 호르몬인 코르티솔이 분비된다. 특히 피부에 깊이 침투하는 UVB(자외선B)와 UVC(자외선C)가 문제다. 이런 자외선을 받은 쥐의 뇌에선 더 이상 새로운 뇌세포를 만들지 않는다는 연구 결과도 있다.

하지만 자외선의 순기능도 있다. 바로 비타민D의 합성이다. 우리 몸은 햇빛 중에서도 피부에 안 좋다는 자외선을 받아들여 비타민D를 합성한다. 알약으로 된 비타민D는 흡수에 한계가 있지만 이렇게 만들어낸 비타민D는 천연 그대로다. 비타민D의 결핍은 치매와 큰 상관관계가 있다는 연구도 있는 만큼 적절한 햇빛을 받는 건 중요하다.

다만 자외선을 통한 비타민D의 합성은 몸 중 일부분만 노출해 20~30분 정도만 쫴도 충분하다고 한다. 그러니 피부의 노화를 막기 위해 자외선 차단제를 바르는 게 권장되고 있다.

장과 뇌의 커넥션

최근 들어 우리 몸의 전반적인 건강에 피부 이상으로 영향을 미치는 것으로 드러나고 있는 기관이 있다. 바로 우리의 장이다. 장내 미생물과 우리의 뇌는 직접 대화를 나눈다고 할 만큼 밀접한 사이다. 최근 들어 프로바이오틱스나 프리바이오틱스 등 장내 미생물 환경을 개선하기 위한 여러 보조 식품들이 각광받는 이유다.

그런데 장내 미생물 환경이 한 번에 무너져 내리면 그 어떤 조치를 취해도 치료하기가 매우 힘들다. 예를 들어 가장 흉악한 박테리아라고 부르는 '클로스트리디오이데스 디피실(이하 C. 디피실)'이 그렇다.

감염된 환자는 매우 비참해진다. 복통과 메스꺼움에 시달리며 끊임없이 설사를 하며 죽어간다. 영국의 한 종합병원에선 관리 실수로 2007년부터 2008년 사이 143명이 감염돼 34명이 사망한 일도 있었다.

대변 이식 과정

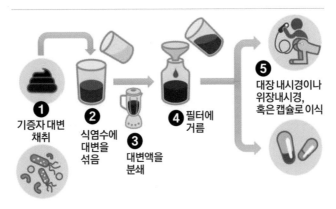

① 기증자 대변 채취
② 식염수에 대변을 섞음
③ 대변액을 분쇄
④ 필터에 거름
⑤ 대장 내시경이나 위장내시경, 혹은 캡슐로 이식

자료:Journal of the Formosan Medical Association

문제는 이 박테리아를 박멸하는 건 거의 불가능하다는 점이다. 이 박테리아는 인류가 만든 모든 항생제를 거뜬히 버텨낸다. 통하는 백신도 없으며 알코올 내성이 있어 에탄올 소독도 소용없다. C. 디피실은 미국 질병통제예방센터가 꼽은 가장 위험한 박테리아 중 하나다. 치명률은 9%에 이른다.

현대 의학은 연구 끝에 이 최악의 박테리아를 퇴치할 치료법을 만들었다. 보기에 따라 굉장히 황당한 치료법인데, 바로 '대변 이식'이다. 건강한 사람에게서 채취한 '똥'을 용액으로 만들어 환자의 장에 직접 넣는 방법이다.

왜 최첨단 현대 과학이 이런 원시적인 방식을 써야만 했을까.

우리 몸은 머리부터 발끝까지 수많은 미생물이 깃들여 살고 있다. 코 위에도, 겨드랑이 아래에도, 창자 속에도 수천 가지 종류의 수십조 개의 바이러스, 박테리아, 곰팡이가 득실댄다. 이런 미생물의 숫자는 우리 몸의 세포보다 많은 것으로 추정된다.

이 미생물 중 95%는 1.5m 길이의 대장에서 살고 있다. 우리 몸속 미생물이 옹기종기 모여 사는 생태계를 '마이크로바이옴'이라고 한다. 마이크로바이옴이 사라지면 우리는 생명을 유지할 수 없다. 장내 미생물은 면역 체계가 정상적으로 작동하도록 돕고, 소화에 도움을 주며, 심지어 우리 뇌에도 영향을 미친다.

"염증성 장 질환이나 과민성장증후군처럼 직접 장과 관련된 질병뿐 아니라 비만과 당뇨병도 장내 미생물의 불균형과 연관이 있다. 자폐나 파킨슨병 같은 신경성 질환에도 영향을 미친다는 연구 결과가 있다."

(조영석, 가톨릭대 서울성모병원 소화기내과 교수)

그런데 가공된 육류나 정제 탄수화물로 범벅된 초가공 식품이나 서구적 식습관은 마이크로바이옴을 망가뜨릴 수 있다. 거기에 잦은 항생제 처방도 대장 속에 살고 있는 건강한 미생물을 학살하는 효과를 낳는다.

그런 자리에서 C. 디피실이 등장한다. 사실 건강한 성인 인구의 2~5%도 대장에 C. 디피실을 지니고 있다고 한다. 하지만 이 흉악한 바이러스도 다른 유익한 미생물과 함께 살아갈 때는 큰 문제를 일으키지 않는다. 치안이 튼튼한 도시에서 범죄자가 활개를 치지 못하는 것처럼 말이다.

하지만 유익한 미생물 생태계가 무너지면 문제가 생긴다. 다른 미생물이 깡그리 사라진 무주공산을 C. 디피실이 장악하면 끔찍한 일이 벌어진다. 그럴 때의 현대 과학이 찾아낸 방법은 항생제 처방도, 수술도 아닌 대변 이식이다.

사실 대변에서 수분을 빼면 전체 25~50%는 미생물이 차지한다. 대변 자체가 미생물 덩어리란 말이다. 전체 인구의 약 3%는 매우 건강한 마이크로바이옴을 갖추고 있는 것으로 알려져 있다. '유니콘'이나 다름없는 이들의 대변이 환자에게 이식된다.

대장 속 미생물은 면역을 조절하고, 대사를 안정시키고, 신경에 작용해 뇌의 건강에도 지대한 영향력을 펼친다. 하지만 최근 들어 걱정되는 건 세계 대장암 환자의 수가 해가 갈수록 급격하게 늘고 있다는 점이다. 1990년 84만 명이던 세계 대장암 환자 수는 2019년 217만 명으로 두 배 넘게 뛰었다.

이는 마이크로바이옴의 붕괴와 무관치 않아 보인다. 초가공 식

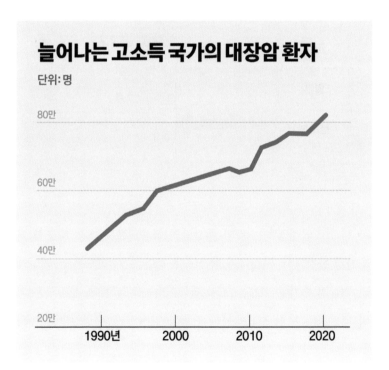

지난 20년간 고소득 국가의 대장암 환자가 가파르게 늘었다.

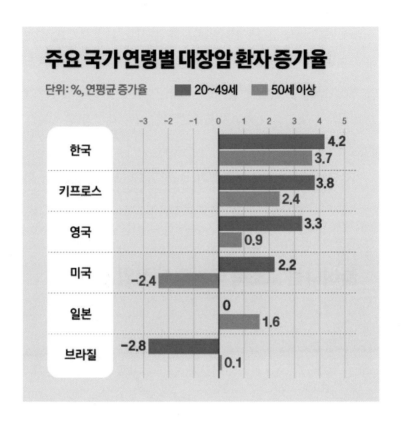

주요 국가 연령별 대장암 환자 증가율

단위: %, 연평균 증가율 ■ 20~49세 ■ 50세 이상

국가	20~49세	50세 이상
한국	4.2	3.7
키프로스	3.8	2.4
영국	3.3	0.9
미국	2.2	-2.4
일본	0	1.6
브라질	0.1	-2.8

품 시장이 급성장하는 것과 대장암의 급증세 사이에서 비슷한 기울기가 관찰돼서다. 게다가 이 심증을 더 굳히게 만드는 건 대장암의 폭발적 증가를 이끄는 게 선진국이라는 사실이다. 선진국은 거의 대부분의 보건 지표에서 후진국을 앞서지만, 대장암만큼은 거꾸로 가고 있다.

특히 전통적 식습관을 따르는 고령자보다 청년의 대장암 발병

슈퍼에이저

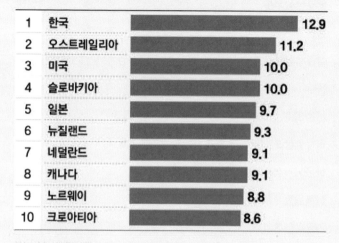

주요 국가의 10만 명당 50세 미만 젊은 대장암 환자 비율

단위: 명

1	한국	12.9
2	오스트레일리아	11.2
3	미국	10.0
4	슬로바키아	10.0
5	일본	9.7
6	뉴질랜드	9.3
7	네덜란드	9.1
8	캐나다	9.1
9	노르웨이	8.8
10	크로아티아	8.6

자료: 미국 암학회

수가 늘었다. 미국 암학회가 42개국을 조사한 결과 50세 미만에서 대부분 증가세를 보였다.

특히 우리나라는 2003년에서 2012년 사이 젊은 대장암 환자가 매년 평균 4.2%씩 늘었다. 4.2%라는 수치가 작아 보일 수 있지만, 이는 평균 증가율이다. 10년 동안 '복리複利'로 대장암 환자 수가 불어났다는 의미다. 한국은 현재 세계에서 젊은 대장암 환자 비

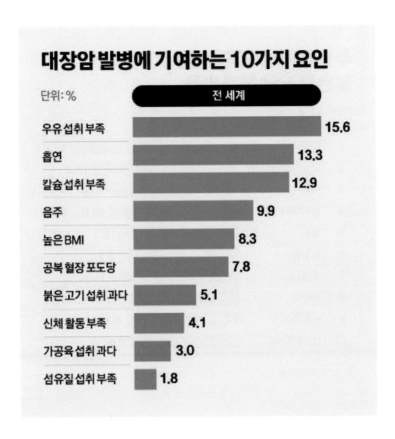

대장암 발병에 기여하는 10가지 요인

단위:%

전 세계

우유 섭취 부족	15.6
흡연	13.3
칼슘 섭취 부족	12.9
음주	9.9
높은 BMI	8.3
공복 혈장 포도당	7.8
붉은 고기 섭취 과다	5.1
신체 활동 부족	4.1
가공육 섭취 과다	3.0
섬유질 섭취 부족	1.8

율이 가장 높은 나라로 급부상했다.

30년 동안 젊은 대장암 환자 수가 급증한 건 세계의 보건 관계자들을 긴장시켰다. 그 원인을 찾으려는 대규모 연구가 2022년 유명 의학 저널 〈랜싯〉에 실렸다. 연구팀은 1990년부터 2019년까지 세계 204개국의 보건 자료를 뒤졌다. 연구자 405명이 세계

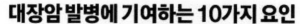

대장암 발병에 기여하는 10가지 요인

단위: %

고소득 아시아 · 태평양 국가

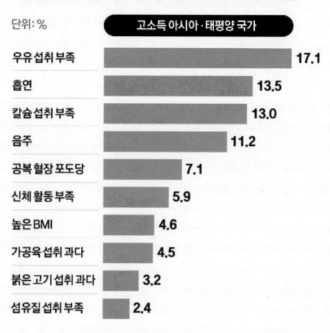

우유 섭취 부족	17.1
흡연	13.5
칼슘 섭취 부족	13.0
음주	11.2
공복 혈장 포도당	7.1
신체 활동 부족	5.9
높은 BMI	4.6
가공육 섭취 과다	4.5
붉은 고기 섭취 과다	3.2
섬유질 섭취 부족	2.4

1200개 기관과 협력했다.

　그 결과를 토대로 대장암 발병에 기여하는 10가지 요인을 특정했다. 국가마다 차이가 있지만 전체적으로 볼 때 10가지 요인 중 기여도가 가장 큰 건 '우유가 부족한 식단diet low in milk'이었다. 우리나라가 속한 고소득 아시아 · 태평양 국가를 대상으로 한 요인을 기여도가 큰 순서대로 나열하면 다음과 같다. ①우유 섭취 부족 ②흡연 ③칼슘 섭취 부족 ④음주 ⑤공복 혈장 포도당 ⑥신체 활동 부족 ⑦높은 BMI ⑧가공육 섭취 과다 ⑨붉은 고기 섭취 과다 ⑩섬유질 섭취 부족.

우유 부족과 칼슘 부족이 어째서 대장암에 기여한다는 걸까. 그런데 이런 결과는 우리나라의 연구에서도 관련성이 있는 것으로 나타난 바 있다. 서울대와 국립암센터의 2015년 분석 결과에서도 칼슘 부족이 대장암 발병과 연관이 있는 것으로 나왔다.

대장암 전문가인 김진 고려대 안암병원 대장항문외과 교수는 이를 '상징적 지표'로 해석한다. 우유에 든 물질이 대장암을 막아준다기보다 우유가 균형 잡힌 식단을 대표하는 식품이기 때문이라는 것이다.

"우유나 칼슘을 충분히 섭취하는 사람들은 일반적으로 균형적인 식사를 하는 사람들이다. 즉, 건강에 신경을 쓰는 사람들이 대장암이 줄어드는 이치다. 저지방 우유를 섭취하는 계층이 대장암 발생률이 작다는 연구 결과도 있다. 저지방 우유는 대부분 나라에서 가격이 더 비싸다. 즉 질 좋은 식품을 먹으려고 하고, 더 다양한 식품을 선호하는 이들이 더 건강하다는 뜻이다."

(김진, 고려대 안암병원 대장항문외과 교수)

대장암을 막고 건강한 마이크로바이옴을 유지하려면 균형 잡힌 식사가 중요하다는 말이다. 건강한 마이크로바이옴을 유지하려면 최대한 다양한 종류의 채소와 곡물을 먹는 게 좋다고 전문가들은 조언한다. 생태계가 건강하다는 건 다양한 동식물이 풍성하게 어울려 사는 것이듯, 장내 미생물 역시 다양하고 풍성할수록 좋다는 거다.

또 하나 권장되는 건 김치나 된장, 간장 같은 발효 음식이다. 콤부차나 사우어크라프트 같은 식품이 장내 미생물 환경 개선에 도움이 된다는 연구 결과도 있다. 또한 우리 전통의 콩을 발효해 만든 김치, 된장, 간장 같은 식품은 고기를 덜 먹고 채식 위주인 우리 한식에서 부족하기 쉬운 영양소인 비타민B12를 보충해주는 탁월한 효과가 있다. 사실 콩이나 배추엔 비타민B12가 없다. 이는 미생물이 발효로 이런 영양소를 창출해낸 것이다.

또 하나 의사들이 권고하는 건 대장내시경이다. 의학적 권고 연령은 50세지만, 요즘은 45세 이하에 권하는 의사도 많아지고 있다. 대장암은 특히 조기 발견이 중요하다. 초기 발견하면 5년 생존율이 90%를 넘지만, 수술 불가능한 전이 대장암에 이르면 14%로 추락한다.

SUPER AGERS

PART 3

80대에 40대의
뇌와 몸으로 사는 법

116년 만의
첫 치매 치료제 등장

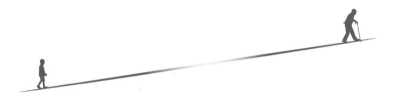

나이가 들면 삶의 질을 급격히 떨어뜨리는 질병이 두려워지기 마련이다. 이런 몹쓸 질병 중 왕으로 군림하는 게 치매다. 50세가 넘으면 '질병에 대한 두려움' 순위에서 치매가 암을 제친다. 영국에선 죽음보다 치매를 두려워하는 사람이 셋 중 하나다.

실제로 나이가 들면 치매 유병률이 껑충 뛴다. 65~69세엔 약 1%이지만, 70~74세 4%, 75~79세 12%, 80~84세 21%, 85세 이상 40%로 5년이 지날 때마다 두 배씩 뛴다. 노령에 접어든 뒤부터 치매 발병 가능성이 기하급수적으로 올라간다.

치매가 공포스러운 건 유병률 때문만은 아니다. 치매는 파괴적 질병이다. 앓는 이의 영혼이 황폐해지고 주변인의 정신이 피폐해진다. 많은 가족이 재정적으로 파탄 상태에 빠진다. 환자 1명당 돌봄 비용은 한 해 2000만 원이 넘는다. 더군다나 치매는 한두 해 견디면 지나가는 질병이 아니다.

특히 한국인은 치매에 취약하다. 한국, 일본, 중국 등 동아시아 사람들은 알츠하이머병 위험인자인 'ApoE ε4 유전자'를 갖고 있는 비율이 높다. 백인은 보통 15% 비율이지만, 일본인에게선 25% 이상의 비율로 관찰된다. 이 유전자를 갖고 있으면 치매 위험이 2~3배 올라간다.

치료제 중 단연 '스타'였던 아두카누맙의 몰락

치매의 종류는 꽤 다양하지만 알츠하이머병이 70% 이상을 차지한다. 알츠하이머병은 독일의 의사 알로이스 알츠하이머가 발견했다. 그는 1906년 심각한 기억력 장애를 보이다 사망한 여성 환자의 뇌를 부검했는데, 그녀의 뇌에 단백질 찌꺼기인 '아밀로이드 베타'가 잔뜩 끼어 있는 걸 확인했다.

이후 수많은 과학자들이 알츠하이머병 치료제를 찾으려고 애썼다. 특히 이 아밀로이드 베타를 어떻게 제거하느냐에 초점을 맞췄다. 그러나 100년 넘는 시간이 흘러가도록 치료제는 나오지 않았다. 최근까지도 증상을 늦춰주는 약물만 존재했다.

알츠하이머병 증상 완화제는 4개가 있다. 도네페질donepezil, 리바스티그민rivastigmine, 갈란타민galantamine, 메만틴memantine이다. 증상 완화라는 말처럼 알츠하이머병으로 나타나는 여러 증상을 덜어주지만, 실질적 치료 효과를 제공하지는 않는다. 치료제는 3년 전까지만 해도 전무했다.

알츠하이머병 치료제 개발은 처참한 실패의 역사를 써 왔다. 치매는 환자와 간병인을 극한 상황으로 몰아넣는 끔찍한 질병이고, 환자 수도 세계의 노령화와 더불어 증가하고 있어 수요는 폭발적이다. 수많은 글로벌 제약사가 사활을 걸고 달려들었지만 20년간 소득은 없었다.

이 중 대부분이 임상 3상에서 실패했다. 3상에서 연구가 물거품이 되면 보통 수십억 달러, 그러니까 수조 원이 허공으로 날아간다. 물론 연구 과정에서 얻은 노하우는 환산하기 힘든 가치가 있긴 하다.

임상에서 실패한 약들은 아밀로이드 가설을 기반으로 한다. 뇌세포가 아밀로이드 베타에 둘러싸여 죽어가는 게 알츠하이머병의 원인이라는 가설이다. 탕후루가 딸기를 설탕 코팅에 둘러싼 것처럼 뇌세포가 아밀로이드 베타에 꽁꽁 감싸지면서 퇴화한다는 것이다.

약들은 이 아밀로이드 베타를 제거하는 약효가 있다. 주요 약의 이름을 자세히 보면 '맙mab'으로 끝나는 게 많은데, 이는 단일클론항체Monoclonal AntiBody의 줄임말이다. 아밀로이드 베타에 단일클론항체를 붙여서 체내 면역세포가 그걸 적으로 인식하게 해 제거하는 방식이다.

"아직도 우리는 아밀로이드 베타가 몸에서 어떤 역할을 하는지 정확히는 모른다. 아밀로이드 베타가 쌓여가면서 어떤 단계에서 문제를 일으키는지도 확실히 알 수 없다. 그간 아밀로이드 베타가 쌓여 만든 플라크가 나쁜 거라고 생각해 제거했지만 치료는 되지 않았다. 그래서 플라크로 쌓이기 전부터 줄이거나 엉기지 못하게 하는 연구가 이어졌다. 그 결과가 쌓이면서 부분적으로 성공하는 약제가 나오고 있다."

(박기형, 가천대길병원 신경과 교수)

그렇게 치료제 개발에 대한 기대감이 감돌던 2021년 6월 7일 놀라운 소식이 발표됐다. FDA가 최초의 알츠하이머병 치료제 '아두카누맙aducanumab(제품명 아두헬름)'을 승인한 것이다. 이 약은 글로벌 제약사 바이오젠과 에자이가 공동 개발했다.

하지만 이 발표는 곧장 엄청난 논란에 불을 지폈다. 아두카누맙은 연방 검토위원 11명 중 10명이 반대한 약제이기 때문이다. 당시 아두카누맙의 임상 데이터를 검토한 FDA 고위 관계자는 언론과의 인터뷰에서 "병이 나아진다는 보장이 없고, 오히려 나빠질 수 있다"고까지 했다.

마크 에벨 조지아대 의과학부 학부장은 "알츠하이머병은 끔찍한 병이지만, 그렇다고 효능도 없는 비싼 약을 승인하는 건 환자와 가족을 희망고문하는 것"이라고 했다. 정부 기관과 의료계 모두 약의 효과를 극도로 폄훼하며 부정한 것이다.

아두카누맙은 여러 치료제 후보군 중 독보적인 실력을 발휘했던 건 사실이다. 2016년 임상에서 환자의 뇌에 껴 있는 아밀로이드·베타를 꽤 말끔하게 없애줬기 때문이다. 환자의 뇌가 약물의 용량에 따라 깨끗해지는 사진은 학계에 충격을 안겼다.

하지만 임상시험에서 아두카누맙은 인지 저하를 막지는 못했

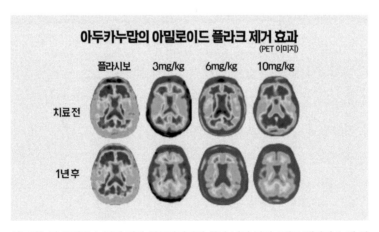

아두카누맙 용량을 늘림에 따라 알츠하이머병 환자 뇌의 아밀로이드 베타가 눈에 띄게 감소하는 게 확인된다. 아두카누맙의 강력한 뇌 찌꺼기 청소 능력은 학계에 놀라움을 선사했다.   [사진 바이오젠]

다. 즉 치매 진행을 늦추지는 못했다는 말이다. 아밀로이드 베타는 잘 없앴지만, 정작 병의 진행은 못 막는 반쪽짜리 약이었다. 집으로 비유하자면, 아두카누맙은 낡아서 먼지 쌓인 집을 깨끗이 해줬지만, 집이 무너지는 걸 막지는 못했다.

결국 약을 만든 바이오젠과 에자이는 2019년 3월 더 이상 효과를 확인할 수 없다며 개발 중단을 선언했다. 하지만 반년 뒤 이전 발표를 번복하고 치매 진행을 저하했다는 데이터를 찾았다고 하며 부활을 선언했다. 그리고 FDA의 승인까지 받아냈다.

하지만 약효가 확인되지 않았기에 의료계는 아두카누맙에 등을 돌렸다. 의료 현장에서는 처방되지 않는 사장된 약제로 취급받았다. 결국 2024년 1월 판매 중지됐다.

아두카누맙은 FDA가 승인한 사상 최초의 알츠하이머병 치료제다. 그런 약제가 치료 효과가 없다는, 말문 막히는 상황이 벌어진 것이다. 그 뒤 많은 연구자들은 다음 알츠하이머병 치료제가 나오려면 한참을 더 기다려야 할 거라고 낙담했다.

새로운 스타의 등극 '레카네맙' 그리고 '도나네맙'

아밀로이드 베타를 없앴지만 치매는 못 막은 약 아두카누맙은 반짝 스타였다. 잠시 인기를 얻었지만 이내 욕만 먹고 사라진 다음

무대는 텅 비었다. 아두카누맙이 최악의 선례를 남겼기에 사람들은 새로운 스타가 단기간에 나오기는 어려울 거라고 짐작했다.

하지만 수십 년 쌓인 과학적 연구의 저력은 만만찮았다. 그간 축적된 연구 결과를 토대로 임상이 이어졌다. 2년이 채 안 돼 새로운 치료제가 학계의 의구심을 이겨내고 무대에 등장했다.

2023년 1월 알츠하이머병 진행을 확실히 늦춰주는 치료제 '레카네맙lecanemab(제품명 레켐비)'이 '신속 승인'을 받았다. 그리고 이보다 더 나은 효과를 보인 치료제 도나네맙donanemab이 승인을 앞두고 있다. 둘 모두 아밀로이드 베타를 제거해 알츠하이머병 병리를 줄이는 약이다.

실패한 치료제 아두카누맙의 제약사 바이오젠과 에자이가 레카네맙으로 화려하게 귀환한 것이다. 신속 승인은 중차대한 질병에 대해 일부 효과를 인정해 판매를 허용하지만 이후 검증하라는 조건부 승인이다. 레카네맙의 약값은 미국에서 연간 2만 6500달러(약 3500만 원), 일본에선 2700만 원 정도다. 레카네맙은 우리나라에서도 2024년 5월 치매 치료제 역사상 처음으로 국내 허가를 받았다.

우선 레카네맙은 임상 결과 자체가 '치료'라는 의미에 잘 부합했다. 임상 3상에서 알츠하이머병 진행을 27% 늦추는 성적을 냈다. 지금까지 모든 치료제 후보들이 좌절했던 허들을 처음으로 넘었다. 알츠하이머병 진행을 늦추는 것 자체가 지금까지는 '마의 영역'이었다.

2023년 5월 일라이 릴리의 도나네맙이 레카네맙을 넘어서는 결과를 보이면서 기록을 갈아치웠다. 마의 구간을 넘자마자 또 다른 치료제가 획기적인 성과를 보고한 것이다. 릴리의 도나네맙은 알츠하이머병 진행을 35% 늦추는 것으로 나타났다. 릴리의 발표만 본다면 도나네맙이 보인 수치는 역대 최고 성과이긴 하다.

두 약 모두 가벼운 알츠하이머병 환자가 타깃이다. 병이 어느 정도 진행됐거나 중증인 환자에겐 큰 효과를 기대하기 힘들다. 치매 진행을 중단시키거나 치매를 없애지도 못한다. 치매의 진행을 늦춰줄 뿐이다.

알츠하이머병 환자의 상태를 진단하는 척도가 여럿 있는데, 그중 하나가 알츠하이머병 통합평가척도iARDRS다. 운전이 가능한지, 집 안의 돈 관리가 잘 되는지, 일상적인 대화가 수월한지를 점수로 매긴다. 0점이 최저점이고 144점이 만점이다.

여기서 도나네맙은 점수 척도로 볼 때 약 3.3점만큼 병의 진행을 늦췄다. 약을 안 썼으면 3.3점이 더 떨어지게 된다는 의미다. 144점 만점에 3.3점은 큰 차이로 보이지 않을 수 있다. 하지만 병 초기 단계에서 이 정도 성과는 꽤 인상적이라고 평가된다.

"알츠하이머병이 진행되면 3년 후에 자기 가족을 못 알아보게 되는 경우가 생긴다. 하지만 초기에 약을 쓴 사람은 10년이 지나도 가족을 알아보고 일상생활을 할 수 있게 되는 차이가 발생할 수 있다. 레카네맙과 도나네맙은 병의 매우 초기에 사용하는 약제다. 초기에 몇 점 차이가 얼마나 의미가 있겠냐고 할 수 있다. 하지만 그 미세한 차이가 병이 5년, 10년 지난 다음엔 굉장히 큰 차이로 벌어질 수 있다. 그렇기에 작은 점수라도 큰 의미가 있는 것이다. 장기적으로 가져올 결과를 보고 판단해야 한다."

(박기형, 가천대길병원 신경과 교수)

"알츠하이머병 치료제는 다양한 메커니즘이 있지만, 궁극적으론 아밀로이드 플라크를 타깃으로 하는 것이 가장 올바른 방법이란 게 이번 임상으로 증명됐다. 그간의 실패는 가설이 잘못돼서가 아니라 분자의 효능이나 임상시험의 설계 결함 때문인 것으로 분석된다. 특히 도나네맙의 이번 임상 결과에서 강조하고 싶은 건 알츠하이머병 초기에서 말기로 진행할 위험을 39% 줄인다는 점이다. 도나네맙을 사용한 사람들은 그렇지 않은 사람보다 병의 진행 위험이 훨씬 낮았다."

(돈 브룩스, 일라이 릴리 글로벌 개발 리더)

알츠하이머병 치료제의 어두운 면 '아리아'

결과 자체는 좋았지만 부작용도 나타났다. 도나네맙뿐만 아니라 레카네맙에서도 보이는 부작용으로 아밀로이드 제거를 목적으로 하는 약물에서는 대개 보편적으로 나타난다. 바로 '아리아ARIA(아밀로이드 관련 영상 이상)'라는 현상이 관찰된다.

아리아는 아밀로이드 제거 약물을 쓴 환자의 뇌 MRI 영상에서 비정상적 형태가 관찰되는 걸 뜻한다. 보통 뇌가 붓거나 미세 출혈이 발생한 흔적이 영상으로 잡힌다. 영상에선 그런 결과가 뚜렷이 보이지만, 실제로 증상은 없을 수도 있다. 하지만 두통이나 착시, 어지러움, 시각이상이 나타날 수 있다. 아주 심각하면 목숨을 잃기도 한다.

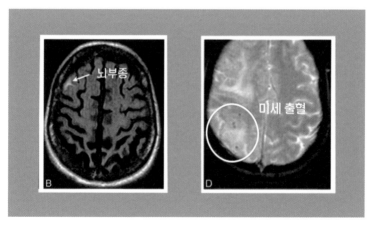

아리아의 예시. 희게 보이는 부분이 뇌부종이고, 검은 반점이 뇌의 미세 출혈을 나타낸다. 영상에서 확인된다고 꼭 증상으로 이어지는 건 아니다. 무증상이 사실 더 많다. 하지만 일부 환자에겐 치명적으로 작용해 목숨을 잃기도 한다.

[사진 미국 신경방사선 과학 저널]

도나네맙 임상에서 뇌의 부종이 관찰된 환자가 전체의 24%였다. 미세 출혈이 관찰된 환자는 31.4%였다. ARIA가 보인 환자 중 두 명은 사망했다. 또 다른 환자 한 명은 아리아를 보인 뒤 사망했지만, 이게 도나네맙과 연관됐는지는 확정되지 않았다.

"일라이 릴리는 안전과 관련된 위험 요소를 매우 심각하게 생각한다. 하지만 아리아는 모든 아밀로이드 제거 약물에서 나타나며 대체로 증상이 없다. 심각한 사례는 소수에 불과하지만, 우리는 아주 사소한 위험요인도 방지하기 위해 최선을 다하고 있다."

(돈 브룩스, 일라이 릴리 글로벌 개발 리더)

"부작용은 단 한 사람에게 나타나더라도 당사자에게는 절대적이고 심각한 문제이므로 하나도 없어야 하는 게 맞다. 그런 면에서 이 약제를 꼭 써야 하느냐는 의문이 있을 수 있다. 적절한 사람에게 잘 사용하는 게 중요하다. 이 약제에 부작용이 없을 사람을 잘 선택하고, 실제로 사용할 때도 굉장히 주의를 기울여 사용해야 한다."

(박기형, 가천대길병원 신경과 교수)

앞서 썼듯 알츠하이머병의 진행을 늦추는 레카네맙과 도나네맙은 병의 초기에 사용한다. 암이나 다른 질병처럼 초기 단계에 적용해야 더 좋은 효과를 볼 수 있기 때문이다. 그렇기에 글로벌 제약사도 신약을 개발할 때 질병 초기에 사용할 수 있을 약물에 집중하는 경우가 많다.

알츠하이머병 환자가 겪는 힘든 점은 셀 수도 없이 많다. 그중 하나는 환자가 정기적으로 직접 병원을 방문해야 한다는 것이다. 2주에 한 번꼴로 정맥 주사를 맞아야 하기 때문이다. 일라이 릴리에서는 피하 주사로 놓을 수 있는 약물인 렘터네툭remternetug을 개발 중이다. 도나네맙과 비슷하게 아밀로이드 제거를 목적으로 하지만 꼭 병원에 올 필요 없이 집에서 주사를 놓을 수 있다는 장점이 있다.

"현재의 알츠하이머병 치료제들은 증상이 나타나기 전에 병의 경과를 늦춰서 증상이 나타나는 것을 최대한 지연하는 것이 목표다. 그렇기에 전체 치매 환자의 3분의 2를 차지하는 중기 이후 환자가 사용할 약은 아직 부족하다. 하지만 중기 이후 환자들을 대상으로 한 염증 조절 약제 역시 현재 개발과 임상 연구에 힘을 쏟는 중이므로 중기 이후 환자들을 위한 약제도 곧 나올 것으로 기대된다."

(박기형, 가천대길병원 신경과 교수)

"차세대 약제 렘터네툭은 아밀로이드 플라크 제거 능력도 강력하지만 피하 주사로 전달될 수 있는 특성을 가진 분자다. 개발되면 환자와 보호자에게 더 나은 방편을 제공할 수 있을 것이다."

(돈 브룩스, 일라이 릴리 글로벌 개발 리더)

알츠하이머병이 발견된 지도 약 120년이 되었다. 오랜 기다림 끝에 2023년 알츠하이머병의 진행을 늦춰주는 약물이 나타났다. 정말 긴 세월을 돌아 이제야 한 걸음 진전을 보인 것이다. 지금까지 인류 과학 발전의 역사를 돌이켜보면 첫걸음을 떼는 것까지가 힘들고, 그다음부터는 초고속으로 발전하는 사례가 많았다. 알츠하이머병 치료제도 앞으로 계속 좋은 결과들이 많이 나와서 자아와 영혼, 가족과의 추억까지 파괴하는 이 끔찍한 질병에서 많은 사람들을 구원해줬으면 한다.

80세에 40세의 뇌를 가진
사람이 되는 법

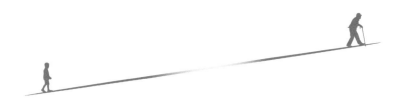

80세가 돼도 40세의 정신을 유지하는 사람이 있다. 이런 이들을 '슈퍼에이저Super-Ager'라고 한다. 인구 10명 중 1명의 비율로 나온다. 이들은 마치 치매의 침투를 막는 방어막을 뇌에 두른 듯하다. 뇌 기능 퇴화를 겪지 않을 뿐만 아니라 신체 기능도 더 뛰어나다.

뇌는 치매에 걸릴 것 같은 상태로 쪼그라들었는데 또렷한 정신 상태를 유지하는 사람도 있다. 뇌 영상을 찍으면 분명 이상 현상이 발견되는데 증상이 안 나타난다. 이들 역시 치매에 강한 저항력을 가진 것처럼 보인다.

치매 연구자들은 이런 치매 방어 효과를 '인지 예비능cognitive reserve' 덕분이라고 말한다. 인지 예비능은 뇌에 나타나는 병적 변화를 더 잘 견디고 기능을 유지하게 해주는 뇌의 '예비적인 능력'을 일컫는다. 마치 뇌에 커다란 인지 능력의 저수지가 있어서 치매라는 가뭄이 들지 않도록 용수를 꾸준히 공급해주는 것과 비슷하다.

국내에도 해외에도 고령인데 정신이 또렷하고 외부 활동이 왕성한 사람들이 있다. 그중 한 명의 사례가 카르멘 델로레피체라는 뉴욕에서 활동하는 최고령 슈퍼 모델이다.

그녀는 1931년 6월 3일생으로 2024년 6월 기준 만 93세다. 2023년 4월, 92세의 나이에도 화보 촬영을 한 기록이 공식적으로 남아 있다. 90대의 슈퍼 모델이 가능한 건 신체적으로도 준비가 돼서겠지만, 뇌가 건강하니까 가능한 일이다. 몸의 운동 능력은 근육뿐만 아니라 뇌를 중심으로 하는 신경계의 지배를 받는다. 뇌가 망가졌는데 신체 활동을 유지하는 건 거의 불가능한 일이다.

카르멘 델로레피체도 전형적인 슈퍼에이저로 보인다. 뇌만 젊은 게 아니고 신체도 더 젊고, 더 긍정적이고 행복한 삶을 산다. 뇌가 건강하다는 건 인지 능력이 유지되는 것뿐 아니라 인생의 행복감과도 큰 연관성이 있다.

슈퍼에이저의 뇌를 일반인과 비교하면 알츠하이머병을 불러일으키는 뇌의 노폐물 흔적이 거의 보이지 않는다. 아밀로이드 베타나 타우 같은 단백질이 찌꺼기를 이루거나 엉키면서 뇌엔 병이 찾아오기 시작한다. 하지만 슈퍼에이저의 뇌는 이런 노폐물의 흔적

슈퍼에이저

없이 마치 청소가 된 것처럼 보인다.

슈퍼에이저의 뇌에선 사고, 의사 결정, 기억을 담당하는 대뇌 피질이 50~60대보다 훨씬 두껍게 유지되고 더 느리게 줄어든다는 연구 결과가 있다. 흥미롭게도 이 연구에서는 슈퍼에이저가 알츠하이머병 위험 유전자인 ApoE ε4의 비율이 일반 노인과 거의 동일했다. IQ 역시 큰 차이가 없었다. 유전자와 지능의 문제가 아니라는 것이다.

슈퍼에이저의 뇌를 검사해 보면 알츠하이머병의 영향을 가장 먼저 받는 뇌 영역 중 하나인 내후두피질에서 더 크고 건강한 세포가 발견된다. 또 슈퍼에이저의 뇌에는 뇌 전체를 가로지르며 빠른 통신을 가능하게 해주는 것으로 알려진 희귀한 유형의 뇌 세포 '폰 이코노모 뉴런'이 더 많이 존재했다.

무엇이 치매의 공격을 원천봉쇄하고 슈퍼에이저의 뇌를 젊은 시절처럼 유지하게 해줬을까. 그 이유를 찾기 위해 1980년대로 돌아가보자.

1980년대 신경학자들은 치매 환자들을 연구하다 아주 이상한 점을 발견했다. 교육 수준이 높은 사람들이 치매에 덜 걸리는 경향이 있었던 것이다. 직업을 살펴보자 전문직에 종사하는 사람이 다른 직군보다 치매에 덜 걸렸다. 교육 수준이 높을수록 치매에 덜 걸렸다는 말이다.

이는 왠지 가방끈이 짧은 사람을 비하하는 것처럼 보인다. 그래서 당시 일부 학자들은 교육 수준이 치매에 주는 영향이 과대 평가받고 있다고 주장했다. 치매 검사를 할 때 교육 수준을 보정해야 한다는 제안도 했다.

실제로 교육 수준이 치매와 관련이 있었던 것일까. 대답은 '그렇다'이다. 후속 연구에서 사실로 입증됐다. 교육 기간 8년 미만인 사람은 그 이상인 사람에 비해서, 비숙련 노동자는 전문직이나 기술직에 비해서 치매 위험이 두 배 높다.

실제로 낮은 교육 수준은 치매 발병 위험을 높이는 요인 12가지 중 하나로 포함된다. 여성이 남성보다 치매 발병률이 높은 이유를 교육 수준 차이로 설명하는 학자도 있다.

그리고 1980년대 이상한 현상이 또 하나 관찰된다. 분명히 뇌 MRI를 찍어보면 치매가 걸려야 마땅한 노인들이 아무런 증상이 없었던 것이다. 뇌에는 치매의 원인이 되는 단백질 찌꺼기가 잔뜩 껴 있는데 그들의 정신은 너무나 또렷했다. 뇌의 부피도 더 컸고, 신경 세포도 더 많았다.

이런 이상 현상을 설명하기 위해 나온 개념이 '인지 예비능'이다. 교육 수준이 높은 사람, 병리가 뇌에 생겼는데도 치매가 걸리지 않은 사람 모두 인지 예비능이 다른 사람보다 월등했다는 것이다. 뇌의 어떤 예비적인 능력이 치매의 발병을 막아줬다는 것이다.

뇌에 병리가 점점 쌓여서 상당히 진행됐더라도 인지 예비능이 높으면 여전히 인지 기능이 정상으로 유지된다. 하지만 인지 예비능이 낮으면 벌써 치매가 시작되고도 남았다는 말이다. 다만 이들 역시 치매가 일단 시작되고 나면 더 가파르게 증상이 악화되는 단점이 있긴 하다. 하지만 치매를 한참은 미룰 수 있기에 인지 예비능을 키울수록 더 건강하고 행복한 삶을 연장할 수 있다.

치매 병증의 깊이가 비슷한 사람의 뇌를 찍어도 똑같은 현상이 관찰된다. 치매의 정도가 비슷한 사람 중 학력이 높은 사람의 뇌가 훨씬 많은 병리를 보인다. 단백질 찌꺼기도 더 많고, 뇌도 더 쪼그라들어 있다. 인지 예비능이 뇌가 병에 들어도 증상으로 나타나는 걸 훨씬 잘 막아준다는 말이다.

1990년대까지 학자들은 인지 예비능이 큰 건 학력이 높거나 뇌의 부피가 크기 때문이라고 생각했다. 하지만 학력과 뇌의 부피는 성인 이후 늘리는 게 거의 불가능한 요소다. 아쉽게도 타고난 게 전부라는 결론에 이르기 쉽다.

하지만 이후 연구에서 다양한 요소들이 인지 예비능을 키워준다는 게 차츰 밝혀졌다. 중요한 건 이 인지 예비능을 높이는 활동들이 슈퍼에이저의 특징과도 거의 일치했다는 점이다. 인지 예비능을 높이는 활동은 슈퍼에이저가 될 수 있는 가장 확실하고 실현 가능한 방법이라는 말이다. 인지 예비능을 키우는 활동을 통해 우리는 유전자의 덫에서도 해방될 수 있다.

"고령인데 중년인 것처럼 우수한 기억력을 가지신 분을 슈퍼에이저라

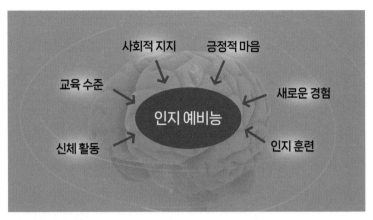

다양한 방법으로 인지 예비능을 강화할 수 있다. 늦게 시작해도 생활 습관을 잘 유지한다면 큰 효과를 볼 수 있다.

고 한다. 이분들 뇌 영상을 찍어보면 심지어 40대에 비해서도 뇌 세포들의 크기가 더 커져 있는 부분들이 있다. 이들의 생활 습관엔 뚜렷한 특징 3가지가 있었다. 첫 번째는 굉장히 다양하고 새로운 일을 많이 시도하는 습관이 있다. 악기나 외국어를 배운다든가, 뇌를 자극하는 많은 활동을 시도하고 있다. 두 번째는 신체 활동량이 그냥 일반 노인과 비교했을 때 훨씬 더 높은 것을 알 수 있다. 세 번째는 사회 활동이다. 친구나 친척을 만난다든지 여러 봉사활동을 함으로써 나를 지지해주는 사회적 네트워크가 많은 것이 특징이다. 다양한 연구에서도 이런 특징들이 슈퍼에이저처럼 뇌를 튼튼하게 한다는 결과들이 있다."

(김건하, 이대목동병원 신경과 교수)

독서, 여행을 하든 음악을 듣든 뭐든지 다양한 활동을 많이 할수록 치매는 멀어진다. 정말 뭐든지 새로운 것에 도전하는 건 절대적으로 도움이 된다. 뜨개질이나 새로운 스타일의 음악 감상, 기타 연주, 새로운 장소 산책이나 여행, 친구나 친척 방문, 새로운 운동 배우기, 영화관이나 식당 나들이, 스포츠 경기 관람, 잡지나 신문 또는 책 읽기, TV 시청 또는 라디오 청취, 지역사회 봉사활동, 카드놀이나 게임, 클럽이나 센터 방문, 수업 참여, 교회나 절 방문 등 정말 뭐든 좋고, 다양할수록 더 좋다.

이런 여가 활동에 더 많이 참여하는 사람들은 치매 발병 위험이 38% 낮은 것으로 나타났다. 또 항상 하던 것보다는 안 하던 것, 새로운 경험을 할수록 뇌에 좋은 자극이 많이 간다.

"뇌는 조금 게으른 면도 있다. 늘 하던 일들, 익숙해진 것들을 할 때엔 뇌에서 신호를 그렇게 많이 보내지 않는다. 스트레스를 받지 않는 범위 내에서 자신이 해보지 않은 활동들을 추천한다. 내가 일반적으로 외래에 오시는 분들에게 첫 번째로 추천하는 활동은 일기를 쓰는 것이다. 그날 했던 일들을 다시 한번 기억하고 정리해서 저녁에 일기를 쓰면 기억력 네트워크, 언어적 기능, 정보를 정리하는 뇌 부위인 전두엽을 조금 더 통합적으로 활성화할 수 있다."

(김건하, 이대목동병원 신경과 교수)

또 한 가지, 유산소 운동은 사실상 최고의 치매 예방법이라고 할 정도로 중요하다. 다시 한번 말하지만, 인간이란 동물은 오래 달리기 위해 진화했다고 해도 과언이 아니다. 살기 위해 달려야만 했던 존재인 만큼, 숨이 차는 정도의 활동은 뇌 기능을 유지하는 데 필수적이다.

> "운동을 하면 뇌로 올라가는 혈류가 증가하게 되어 있다. 그런 혈류를 타고 들어오는 혈액에서 뇌세포는 산소와 영양분을 공급받는다. 혈류량이 늘어나면 뇌가 활성화되면서 인지 기능을 개선해준다. 그다음으로 좋은 이유는 운동이나 신체 활동량이 늘어나게 되면 BDNF(뇌유래 신경영양인자)라고 하는 물질이 뇌에서 자체적으로 생성이 많이 늘어난다. BDNF는 뇌를 보호해주는 역할을 한다."
>
> (김건하, 이대목동병원 신경과 교수)

그리고 가족이나 친구와 어울리며 정서적인 든든한 지원군을 두는 것과 함께 본인의 마음을 긍정적으로 유지하는 것도 중요하다.

슈퍼에이저 64명의 공통점 11가지

2023년 8월 슈퍼에이저에 대한 대규모 연구가 스페인에서 있었다. 64명의 슈퍼에이저와 55명의 일반 노인을 비교했다.

슈퍼에이저는 50대보다 인지 검사에서 더 높은 점수를 받았다. 뇌 영상을 찍어보니 사고 기능을 맡는 회백질도 더 많았고 대뇌 피질도 더 두꺼웠다.

사실 타고난 유전자에선 큰 차이가 없었다. 슈퍼에이저나 일반 노인이나 치매 위험 유전자를 가진 비율도 비슷했고 IQ도 비슷했다. 교육 정도의 차이도 크지 않았다.

그러면 무엇이 이들을 특별하게 만들었을까. 연구팀은 두 집단 사이에 뚜렷한 차이를 보인 11가지 특성을 정리했다.

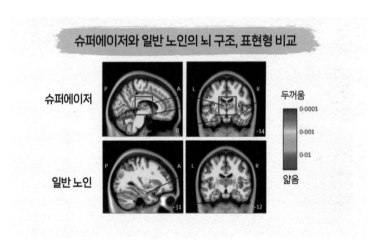

슈퍼에이저의 뇌는 회백질이 더 많고 피질이 더 두껍다. 회백질이 많고 피질이 두꺼울수록 일반적으로 신경세포의 기능이 더 우수하다.　　　　[사진 마르타 가로-파스쿠알]

중요도가 가장 높은 것부터 하나하나 보자. 우선 신체 활동 점수가 우수했고 불안감과 우울감이 낮았다. 일상생활의 일들을 더 잘 수행했고 읽기 점수가 높았다. 또한 중년 시기에 더 활발한 활동을 했다. 반응 속도가 빨랐고 충분히 잤다. 음악을 학습한 적이 있었고 혈당 장애가 적었다. 여기서도 다양한 경험, 신체 활동, 긍정적 정서의 중요성이 부각된다.

특히 자신의 늙어감, 나이듦을 부정적으로 볼수록 건강은 극도로 나빠진다. 마음의 상태가 신체를 악화시키는 것이다. 늙어가는 것을 부정적으로 보는 사람들은 긍정적인 사람들보다 수명이 7.6년 짧다는 추적 관찰 연구 결과도 있다.

치매 발병률도 높인다. 나이 드는 걸 부정적으로 보는 사람들은 치매 발병이 두 배 더 높아진다. 놀라운 건 치매 위험 유전자인 ApoE ε4를 가진 사람들 중에서도 나이 드는 걸 긍정적으로 보는 사람들에게선 치매 발병률이 보통 수준으로 내려왔다는 것이다. 즉 늙어가는 걸 부정적으로 바라보면 치매는 성큼 다가선다.

그리고 최근 들어 치매를 막는 데 있어 중요하다고 강조되는 게 수면이다. 위의 연구에서 집어낸 치매 예방 요인 11가지 중에도 수면에 대한 내용이 들어 있다.

"최근 연구들에서 치매와 수면의 연관성도 굉장히 중요하다고 알려졌다. 잘 자는 것은 뇌 네트워크도 튼튼하게 해주고, 치매의 가장 흔한 원인으로 알려진 알츠하이머병의 병리인 아밀로이드 베타를 수면 중에 씻겨나가게 하기 때문에 치매 예방에 도움이 된다. 수면을 잘 취하는 것도 장기적으로는 인지 예비능을 높일 수 있는 방법 중 하나다."

(김건하, 이대목동병원 신경과 교수)

정리하자면 다양하고 새로운 경험을 많이 하는 건 인지 예비능을 높이기 위해 무엇보다 중요하다. 또한 활발히 움직이고 사람들과 잘 어울리는 것도 인지 예비능을 높여 치매를 막아준다. 그리고 또 하나 수면의 양과 질을 충분히 확보하는 것이다. 특히 나이가 들면 쉽게 잠들기 힘들어지는데, 이를 해결하기 위해선 매일 규칙적으로 생활하는 습관이 필요하다.

기억력 3배 늘려주는
'뇌 청소' 수면법

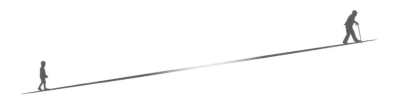

요즘 세계 최고 스포츠 선수의 일상생활을 들여다보면 독특한 '소품' 하나를 발견할 수 있다. 잉글랜드 프리미어리그에서 뛰는 세계 최고 공격수인 엘링 홀란도 그 소품을 즐겨 사용하는 이 중 한 명이다.

그 소품은 렌즈에 오렌지 빛이 도는 안경이다. 시력을 보정하는 게 아니라 블루라이트를 차단해준다. 많은 스포츠 선수가 해 질 녘이 되면 이 안경을 콧잔등에 걸친다.

이들이 블루라이트 차단 안경을 즐겨 쓰기 시작한 건 수면이 경기력에 미치는 영향이 어마어마하다는 사실이 알려지면서부터다.

실내조명이나 전자 기기의 빛이 잠드는 걸 방해할 수 있기 때문이다.

수면은 스포츠 경기력뿐만 아니라 치매에 미치는 영향도 상당하다. 현재로서는 치매 유발 요인 12가지에 들어가 있지 않지만, 새로운 보고서가 나오면 포함될 것으로 확실시되는 1순위 후보다.

잠이란 건 누워서 이내 빠지면 일어날 때까지 한 상태가 그대로 이어지는 것 같지만 그렇지 않다. 수면도 여러 단계로 나뉜다. 그중 가장 잘 알려진 건 렘REM(Rapid Eye Movement)수면이다.

렘수면은 말 그대로 눈동자가 재빨리 움직이는 잠의 상태를 말한다. 렘수면에선 뇌파가 깨어 있을 때와 비슷하다. 그래서 생생한 꿈을 꾸게 된다. 또 감정을 처리하고 기억을 형성한다.

렘수면에선 특정한 뇌세포가 척수에 몸을 마비시키라는 신호를 전달한다. 그래서 안구와 귀의 일부 근육을 제외한 온몸의 수의근이 동작하지 않는다. 아무리 격렬한 꿈을 꿔도 몸을 움직이거나 다치지 않는 이유다. 만약 렘수면에서 몸을 움직일 수 있다면, 그건 '렘수면 행동 장애'라는 질병이니 치료를 받아야 한다.

최근 들어 치매 연구자들은 '서파徐波 수면Slow-Wave Sleep'이라 불리는 수면 단계에 더 큰 관심을 기울이고 있다. 서파 수면은 말 그대로 '슬로 웨이브', 뇌파가 심하게 느려지는 단계를 말한다. 렘수면과 달리 뇌파도 축 늘어진다. 누가 업어 가도 모를 만큼 아주 깊은 잠에 빠진다.

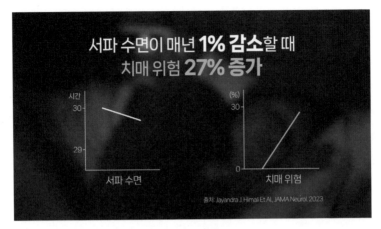

서파 수면이 매년 **1%** 감소할 때
치매 위험 **27%** 증가

시간
30
29

서파 수면

(%)
30

0

치매 위험

출처: Jayandra J. Himali Et. Al. JAMA Neurol. 2023

'깊은 잠'이 부족하면 치매 가능성이 현저하게 높아진다.

이때 뇌에선 놀라운 일이 벌어진다. 하수구가 열려 오폐수가 쏟아지듯 뇌 노폐물이 뇌척수액의 흐름을 타고 밖으로 콸콸 배출된다. 평소보다 수십 배 많은 찌꺼기가 씻겨나간다.

잠을 절반으로 나눈다면 서파 수면은 전반전에 주로 일어난다. 이때 깊은 잠을 어떻게 자느냐가 매우 중요해진다. 치매를 유발하는 노폐물이 씻겨나가는 시기가 이때이기 때문이다.

잠에는 사이클이 있다. 한 사이클은 네 단계로 구성되며 약 70~90분 정도 지속된다. 하룻밤 잠을 자면 사이클이 4번에서 6번 정도 반복된다.

사이클 4단계 중 초기 3단계까지를 비렘수면이라고 한다. 렘수면과 구분 짓기 위한 용어다. 1단계에선 잠에 빠질 듯 말 듯한 상

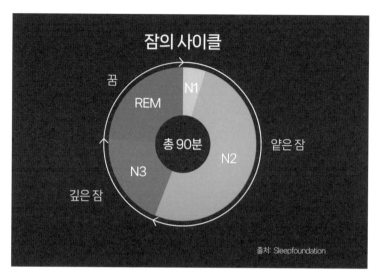

잠은 4단계가 한 사이클을 이룬다. 하룻밤에 이 사이클이 5번 정도 나타난다. 개인차가 있다.

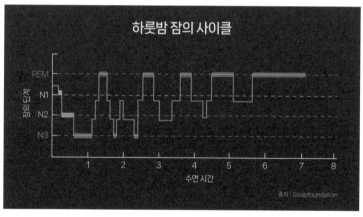

하룻밤에 나타나는 잠의 사이클. 밑으로 갈수록 뇌파는 점점 느려지고 더 깊은 잠에 빠진다. 서파 수면은 그중 뇌파가 가장 느리고 가장 깊은 잠의 구간이다.

태다. 뇌파는 깨어났을 때와 비슷한 알파파를 보이지만 점차 진폭이 줄어든다. 동시에 여러 주파수의 뇌파가 출현하기 시작한다. 보통 1~7분 지속된다.

2단계에서 조금 더 깊이 잠속으로 빠져들며 뇌파는 세타파로 변주된다. 이상한 뇌파가 감지된다. 뇌파가 갑자기 큰 진폭을 보이며 높게 솟구쳤다 떨어지는 현상이 관찰된다. 실을 잣는 도구처럼 좁은 진폭의 뇌파가 갑자기 흔들리듯 나타나기도 한다. 10~25분 지속되며 깊은 잠으로 빠지기 전의 단계다.

3단계가 서파 수면이다. 죽은 듯이 잠을 자며, 뇌파가 아주 느려진다. 근육도 축 늘어져 세상과 아주 멀어진다. 20~40분 지속된다.

마지막 4단계가 렘수면이다. 몸이 마비되고 선명한 꿈을 꾼다. 지속시간은 사람에 따라 편차가 심하다. 10분도 안 되는 사람도 있지만, 1시간을 넘기는 사람도 있다.

4단계 중 치매 연구자들은 서파 수면에 특히 관심이 많다. 뇌파는 잔잔히 물결치지만 뇌는 독성 노폐물을 바쁘게 씻어내고 있다. 이 서파 수면은 하룻밤 5번 정도의 사이클 중 앞쪽 사이클에서 특히 많이 찾아온다.

2019년 미국 국립보건원은 서파 수면 단계에서 뇌 세포가 일제히 진동하면서 노폐물을 깨끗이 씻어내는 현상을 관찰했다. 연구팀은 13명의 성인이 잠자는 동안 뇌파를 측정하고 MRI로 뇌 영상을 찍었다. 이와 동시에 뇌척수액의 흐름도 측정했다.

슈퍼에이저

서파 수면 때 뇌척수액이 20초 간격으로 격렬히 흐르면서 노폐물을 폭풍처럼 제거하고 있었다. 서파 수면 단계에선 낮 동안의 기억이 재생되고 동시에 뇌가 깨끗이 청소된다. 2013년 미국 로체스터대는 서파 수면 때 뇌가 평소보다 10~20배 많은 노폐물을 배출한다는 사실을 밝혔다. 그래서 서파 수면을 '야간 파워클렌징'이라고 부르기도 한다.

이렇게 뇌의 척수액이 노폐물을 제거하는 걸 '글림패틱Glymphat-ic' 시스템이라고 한다. 별 모양으로 생긴 뇌세포가 혈관 주변의 채널로 단백질과 대사 과정에서 생긴 여러 찌꺼기를 효율적으로 흘려보내 제거한다. 그저 노폐물만 깡그리 청소하는 게 아니다. 포도당과 지질, 아미노산, 신경 전달 물질 같은 이로운 것들을 뇌에 적절히 분배해주기도 한다.

놀라운 점은 글림패틱 시스템은 우리가 깨어 있는 활동 시간엔 거의 작동하지 않는다. 딱 잠에 들었을 때에만 분주히 활동한다. 따라서 우리 뇌에 쌓이는 알츠하이머병 원인 물질인 아밀로이드 베타 같은 독성 노폐물도 잠을 자는 시간에만 대부분 제거된다는 말이다.

만성적으로 잠이 부족하면 뇌세포가 멀쩡한 다른 뇌세포를 먹어치우기도 한다. 수면이 부족한 쥐 실험에서 뇌를 관찰했더니 뇌의 노폐물을 청소하는 뇌세포가 과도하게 활성화됐다. 원래 이 뇌세포는 손상된 부분을 수리하는 역할을 하기도 하는 선량한 녀석이다. 하지만 잠이 부족하자 몹시 흥분해 온전한 신경세포를 잡아 먹어 버렸다.

수면 부족이 치매의 원인이 된다는 건 이제 거의 명백해 보인 다. 여러 연구에서 치매는 수면 부족과 강력한 상관관계가 있다. 특히 서파 수면이 약간만 줄어도 치매 위험성이 크게 증가할 수 있다. 세계 최고 권위를 자랑하는 프레이밍햄 심장연구소와 하버 드대 등의 2023년 공동 연구에 의하면 서파 수면이 매년 1%씩만 감소해도 치매 위험은 27%가 증가했다.

> "수면의 질이 나빠지거나, 깊은 수면을 못 취하게 되면 뇌에서 아밀로 이드 등의 불필요한 노폐물 단백질이 쌓인다. 잠을 못 자면 노폐물이 제대로 처리되지 않기 때문에 치매나 인지 기능 장애가 늘어나는 것 이다. 서파 수면을 잘 취하게 되면 그런 것들이 글림패틱 시스템을 통 해 잘 배출된다. 반대로 서파 수면을 제대로 취하지 못하면 그 글림패 틱 시스템을 통해 배출돼야 할 아밀로이드 베타가 제대로 배출되지 못해서 치매를 유발하는 것으로 추정하고 있다."
>
> (강승걸, 가천대 길병원 정신건강의학과 교수)

문제는 치매가 시작되고 나면 불면증이 오히려 더 깊어진다는 아이러니한 사실이다. 잠을 못 자면 뇌의 독성 단백질을 제거하기 힘들어진다. 독성 단백질이 점점 단단히 뭉치면서 찌꺼기를 형성

슈퍼에이저

하고 알츠하이머병을 유발한다. 그러면 뇌세포가 손상되면서 염증 반응이 일어나고 수면을 더욱 방해한다. 수면 부족이 만드는 악순환이다. 따라서 치매의 전조를 일으키기 전에 불면증의 사슬을 반드시 끊어내야 한다.

불면증의 의학적인 기준은 조금 까다롭다. 밤에 잠들지 못하고 불안한 증세가 3개월 이상, 일주일 3회 이상 지속돼야 한다. 외부의 다른 요인 때문이 아니어야 하며, 주간에 피로하고 집중력이 떨어지는 증세를 동반해야 한다. 하지만 불면증까지는 아니더라도 성인의 3분의 1은 수면 장애를 겪고 있다고 한다.

불면증 하면 수면제를 가장 먼저 떠올리는 사람이 많다. 하지만 의외로 아직 장기적으로 효과가 좋고 불면증을 없애주는 수면제

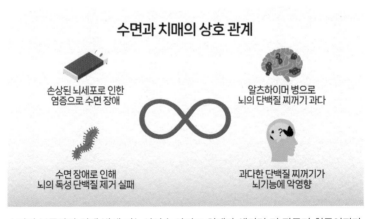

수면이 부족하면 치매 발생 가능성이 높아지고 치매가 생기면 더 잠들기 힘들어진다. 수면 부족은 뇌 건강에 치명적이므로 뇌 기능에 이상이 생기기 전 미리 해결해야 한다.

는 극히 드물다.

2022년 영국 옥스퍼드대가 170건의 수면제 임상시험을 면밀히 조사해봤다. 여러 약제 중 효능이 우수하고 부작용이 없는 약을 찾기 위해서였다. 이 연구에선 에스조피클론과 렘보렉산트가 그나마 양호하다는 결론을 내렸다. 하지만 그조차도 아주 만족스럽지는 못했다. 에스조피클론은 상당한 부작용을 유발할 수 있고, 렘보렉산트의 경우엔 안전성 데이터가 결정적이지 않다고 했다.

"수면제는 모든 불면증 환자에게 처음부터 처방되는 약이 아니다. 만성 불면증이 있는 환자들에게는 1차적으로 인지행동 치료, 그리고 수면 습관 개선 등 우리가 수면 위생 개선이라고도 이야기하는 부분에 노력을 기울인다. 그래도 개선되지 않으면 약물 치료를 한다. 그마저도 단기간의 치료가 권장된다. 인지행동 치료를 하지 못하는 상황일 때, 혹은 인지행동 치료를 했는데도 효과가 없을 때 그때서야 수면제 처방을 고려하게 된다."

(강승걸, 가천대 길병원 정신건강의학과 교수)

핑크 노이즈의 효과

최근 수면 과학자들은 뇌에 실제로 개입하는 방법을 찾고 있다. 최근 인상적인 결과를 내놓은 건 '핑크 노이즈'라는 소음을 서파 수면 구간에 들려줬을 때였다. 보통 소음 중 '화이트 노이즈'는 매우 유명하다. TV 조정 화면에서 들리듯 '칙' 하는 소리가 끊기지 않고 반복되는 걸 말한다. 그런데 소음엔 화이트 노이즈만 있는 게 아니라 브라운 노이즈, 핑크 노이즈 등 꽤 많은 종류가 있다. 다 똑같은 '칙' 소리로 들리지만 저마다 다른 특성과 스펙트럼을 갖고 있다.

이 중 핑크 노이즈는 서파 수면 강화에 도움이 되는 특성이 있다. 2017년 미국 노스웨스턴대 연구에선 자는 동안 핑크 노이즈 자극을 받은 노인은 기억력이 평균 3배 이상 향상됐다고 한다. 미국의 한 수면 디바이스 업체 자료를 보면 핑크 노이즈를 들려주자 서파 수면 때 뇌파가 크게 증폭된 걸 볼 수 있다.

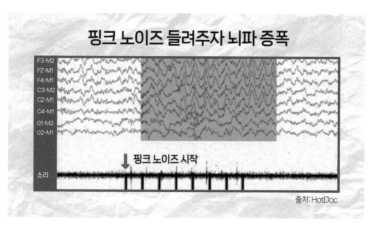

한 미국 수면 디바이스 업체의 자료에 따르면 핑크 노이즈를 들려주자 서파 수면 구간의 뇌파가 더 증폭됐다.　　　　　　　　　　　　　　　　　[사진 슬립스페이스]

핑크 노이즈는 뇌가 서파 수면 구간에 들어가 있을 때 틀어야 큰 효과를 얻을 수 있다고 한다. 그래서 뇌파를 감지하고 적절한 청각 자극을 넣어주는 헤드밴드도 꾸준히 개발되고 있다. 2023년 10월 미국 몬태나대 연구팀과 이어러블이란 업체의 공동 연구를 보면 헤드밴드가 수면 시작 시간도 24분 앞당길 수 있다고 한다.

> "핑크 노이즈가 수면을 유지시켜주는 데 도움이 된다는 연구 결과들이 있다. 그런데 이 부분에 대한 연구 결과는 아직 그렇게 통일돼 있지는 않은 것 같다. 어떤 연구는 결과가 좋다 하는 반면에 어떤 연구에선 또 별로라고 한다. 핑크 노이즈의 효과는 아직은 확실하다고 보기는 어렵고 조금 더 많은 연구가 필요할 것 같다."
>
> (강승걸, 가천대 길병원 정신건강의학과 교수)

불면증의 근본 원인 제거하는 법

'핑크 노이즈'의 도움을 받는 것보다 중요한 건 일상에서 불면증의 근본 원인을 제거하는 것이다. 불면증 환자의 대부분은 '반추적 사고'라는 현상을 공통적으로 겪는다. 반추적 사고란 불안감이나 부정적인 생각이 머릿속을 계속 맴도는 걸 말한다. 낮 동안 잘못한 일이나 내일 처리해야 할 일 같은 걱정거리 혹은 잠에 들어야 하는 강박적인 생각이다.

　이런 사고가 뇌를 지배하며 지속되면 뇌는 과잉 각성 상태에 빠진다. 감각이 예민해지고 정신은 오히려 또렷해진다. 몸과 정신이 심히 각성돼 있기에 잠이 찾아오다가도 멀찍이 달아나버린다. 네덜란드 신경과학연구소는 불면증 환자의 뇌 활동이 일반인보다 더 변화가 적은 것으로 나타났다. 더 많은 불안과 걱정에 사로잡혀 있는데 뇌 활동은 왜 더 적은 걸까. 좁은 사고의 틀에 갇히기 때문이다.

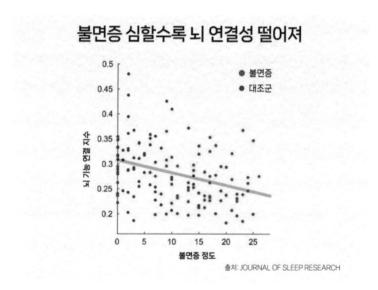

불면증의 정도가 심해질수록 뇌 기능의 연결성이 떨어지면서 더 넓고 멀리 볼 수 없게 된다.

그렇다면 어떻게 해야 할까. 보통 불면증엔 인지행동 치료가 주로 처방된다. 불면증이 만성이 되기 전에 환자의 머릿속을 맴도는 생각을 쫓아내는 치료다. 이 치료를 받은 사람 70% 이상이 수면을 개선하고 40%는 불면증에서 벗어났다는 기록도 있다.

대면 치료의 경우 일반적으로 4~6회에 걸쳐 진행된다. 치료사는 불면증을 극복하기 위한 개인적 전략을 함께 논의한다. 예를 들어, 환자가 잠을 자려고 애쓰는 대신 침대를 벗어나는 걸 권한다. '역설적 의도'라고 하는 기법이다. 의도하지 않음으로써 오히려 의도한 바인 수면에 취하는 걸 돕는 것이다. 듣기엔 직관적이지 않지만 이 기법은 불안증을 감소시켜준다.

> "불면증 인지행동 치료는 환자가 불면이나 수면에 대해 갖고 있는 잘못된 인식이나 생각, 행동 습관 등을 개선시키는 것에 초점을 맞춘다. 환자가 자신의 수면 습관을 바꾸고 불면에 대한 잘못된 인식, 과도한 공포 등을 고치게 되면 점차적으로 불면이 개선된다. 이를 인지행동 치료라고 한다."
>
> (강승걸, 가천대 길병원 정신건강의학과 교수)

전문가들은 수면 장애나 불면증 치료를 위해 규칙성을 가장 강조한다. 정해진 시간에 잠자리에 들고 정해진 시간에 일어나는 것이다. 원래 가장 간결한 방법이 가장 효과적인 동시에 가장 어려운

법이다. 전날 잠을 덜 잤더라도 낮잠을 자거나 더 일찍 자지 말고 자는 시간과 깨는 시간을 항상 똑같이 유지하는 게 중요하다.

또 침대에 누워서 잠이 안 온다면 억지로 자려고 하지 말고 15분 이상 있어도 잠들지 못했다면 침실에서 나올 것을 권한다. 그 이상 시간이 흐르면 뇌는 더 이상 침대가 자는 곳이 아니라고 오인할 수도 있다. 마찬가지로 침대에서 자는 것 외에 책을 읽거나 TV를 보는 등의 행위를 하는 것도 좋지 않다.

> "불면이 오래되다 보면 나중에는 자신의 침대나 침실에 있기만 해도 못 자는 상황이 생긴다. 못 자는 상태에서 오랫동안 침대에 누워 있으면 불면 상태와 그 침대가 서로 짝을 이뤄서 조건화가 발생한다. 졸리다가도 침대에만 올라가면 못 자게 되는 상태까지 갈 수 있다."
>
> (강승걸, 가천대 길병원 정신건강의학과 교수)

불안감을 해소하기 위해선 '걱정 일기'를 쓰는 것도 방법이다. 미리 마음에 있는 걱정과 불안을 다 쏟아내고, 잠들 때는 그저 편안한 마음만 갖는 것이다. 일종의 루틴을 만들어서 자기 전까지 서서히 마음을 가라앉히는 것도 좋다. 따뜻한 물에 목욕을 하거나 명상을 하는 것처럼 말이다.

> "불면증 환자는 밤에 신체적 근육의 긴장도와 심리적 긴장도가 높아

진다. 몸이 잘 이완되지 않고, 이완이 안 되니 금방 잠들지 못하는 악순환이 생긴다. 복식 호흡이나 점진적 근육 이완법을 훈련하면 점차적으로 긴장이 풀리고 또 수면에도 도움이 되는 것을 볼 수 있다."

(강승걸, 가천대 길병원 정신건강의학과 교수)

당연히 자기 전에 TV나 스마트폰을 보는 습관을 멈추는 게 좋다. 전자 기기의 밝은 빛이 멜라토닌 분비를 억제하기 때문이다. 멜라토닌은 잠을 부르는 호르몬으로 전자 기기의 빛에 방해를 받으면 분비가 줄어들 수도 있다. 멜라토닌은 해 질 무렵 분비되기 시작해 한밤중이 되면 최고조가 된다.

특히 멜라토닌은 오전 중 햇빛을 얼마나 충분히 받느냐에 따라 분비량이 달라지기도 한다. 이 때문에 아침에 잠에서 깨면 창을 열거나 밖으로 나가 쏟아지는 빛을 한껏 받는 게 좋다. 멜라토닌은 우리 몸의 생체 시계인 뇌의 시상하부가 지휘하는 '일주기 리듬'에 따라 반응한다. 우리 몸의 하루 사이클인 일주기 리듬은 눈으로 들어오는 빛에 의해 돌아간다.

그리고 침실 온도도 조금 낮추는 게 좋다. 미국 수면재단에서 권고하는 적정 온도는 16~20도다. 꽤 서늘한 온도다.

"개인마다 본인한테 필요한 수면 시간이 조금씩 다르다. 어떤 사람은 5시간만 자도 충분하고, 어떤 사람은 8시간이나 9시간 이상 자야 한

슈퍼에이저

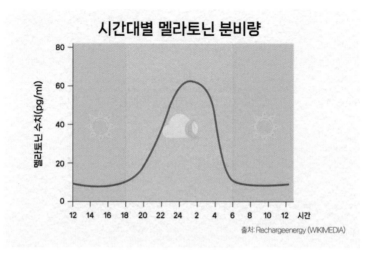

시간대별 멜라토닌 분비량

출처: Rechargeenergy (WIKIMEDIA)

멜라토닌은 해 질 무렵 분비되기 시작해 밤이 되면 최고조가 된다. 멜라토닌은 잠을 부르는 호르몬으로 전자 기기의 빛에 방해를 받으면 분비가 줄어들 수도 있다.

다. 자기가 얼마만큼의 수면이 필요한지를 알기 위해서는 평일에 수면을 취하는 것에 비해 주말에 잠을 잤을 때 얼마나 더 자게 되는지 볼 필요가 있다. 아침에 특별히 일찍 일어나지 않아도 된다고 생각하면서 잤을 때, 평일보다 2시간이나 3시간을 더 많이 잔다면 평일에 수면 시간이 부족한 것이다.”

(강승걸, 가천대 길병원 정신건강의학과 교수)

사람마다 정해진 잠의 길이는 없다. 하지만 확실한 건 수면은 다른 것과 절대 타협할 수 없는 건강의 제1원칙이라는 것이다. ‘사당오락'이란 표어 같은 건 옛 시절 무지의 소치에 불과하다. 잠은 뇌를 파워 세척하고 면역 물질로 몸을 샤워하게 하는 신성한 시간이다. 그중에서도 서파 수면은 특히 소중한 시간이니 일찍 잠자리에 들어 푹 자는 게 마땅하다. 밤은 그러라고 깜깜한 것이니까.

아무리 외로워도
덜컥 사람 만나서는 안 되는 이유

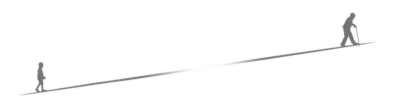

외로움은 사람을 말려 죽인다. 알츠하이머병의 주요 원인 중 하나가 외로움이다. 사회적으로 고립된 사람들은 쉽게 병들고 더 일찍 세상을 등진다. 하루 한 갑의 담배보다 해롭고, 고도 비만보다 위험하다. 우리 곁에 바짝 붙어서 죽음으로 서서히 몰고 가는 어두운 그림자다.

치매의 위험 요인 중에서도 '사회적 고립'은 번듯이 한 자리를 차지한다. 친구와 친척의 방문 빈도수가 한 달에 한 번 미만인 사람들은 치매 위험이 유의미하게 올라갔다. 친구를 만나지 않는 이유가 거동이 불편해서든, 우울증 때문이든, 어떤 이유건 간에 사람과의 교류가 끊기면 치매는 가까워진다. 사람과의 교류가 줄면 전반적인 인지 능력이 퇴화하기 시작하고 실제로 뇌의 부피도 쪼그라든다.

전 세계 81만 2047명을 대상으로 한 메타분석에서 평생 독신인 사람은 치매 위험이 기혼자보다 40% 높았으며, 사별한 사람도 부부보다 20% 높았다. 특히 중년 후반에 사회적 접촉이 잦을수록 치매 위험이 완만하게 감소했다. 사회적으로 활발한 활동을 펼치는 사람은 고립된 사람보다 치매 발병 가능성이 46% 낮았다. 이런 연관성은 사회문화적 환경과 관계없이 일관되게 나타났다.

하지만 전염병 이후의 세계에서 친구를 만드는 건 점점 더 어려운 일이 되고 있다. 그렇다고 닥치는 대로 아무나 만나는 것도 지극한 외로움에서 우리를 끌어내 주지 못한다.

그렇다면 어떻게 해야 할까. 파편화한 세계에서도 스스로를 외로움의 늪에서 구제할 방법은 분명 있다. 최신 심리학은 외로움의 지독한 위험성을 파헤치는 한편 전염병 이후의 시대에서 혼자 있는 고통을 극복할 방법도 여럿 알려준다.

외로움은 혼자 있을 때 드는 쓸쓸한 느낌만을 말하는 것만은 아니다. 사람들에게 둘러싸여 있을 때에도, 심지어 집에 가족과 함께 있을 때에도 찾아올 수 있다. 외로움은 뇌를 변화시킨다. 다른 사람들이 보내는 신호를 잘못 해석하게 하고, 적대감을 증폭시킨다.

그저 사회적 관계를 망치기만 하면 그나마 다행이다. 외로움은 심혈관 질환, 치매, 암처럼 치명적인 질환의 위험을 엄청나게 높인다. 외로운 사람에겐 스트레스 호르몬인 코르티솔이 만성적으로 분비된다. 스트레스 반응은 우리 몸의 항상성을 깨뜨리고 면역 체계를 망가뜨린다.

만성적으로 외로운 사람의 건강이 순식간에 나빠지는 이유는 또 하나 있다. 의지력이 약해져서 자기 파괴적 행동에 빠진다. 몸에 안 좋은 음식을 마구 먹고, 운동은 해봤자라면서 포기하고, 위험한 행동을 피하려는 노력을 덜하게 만든다.

좋은 친구를 만나는 건 왜 힘들까?

우리는 인류 역사상 가장 외로운 사람들이다. 30만 년 전 출현한 인류의 조상은 무리를 지어서 사냥을 하고 열매를 따는 수렵·채집 생활을 했다. 농업혁명이 일어난 1만 년 전에도 모두가 모여서 씨를 뿌리고 밭을 갈았다.

15세기 르네상스에 접어들며 개인주의가 생겨났고, 19세기 산업혁명을 거치며 분업이 고착화돼 개인이 하나의 일에 몰두하기 시작했다. 그리고 대가족과 핵가족도 차례로 무너지고 1인 가구가 대세가 된 지금에 인류는 도착했다. 거기에 전 세계적인 전염병까지 터졌다. 사회적 고립과 외로움은 훨씬 더 깊어졌다.

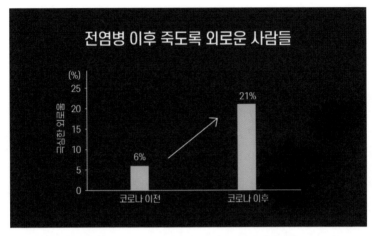

전염병 이후 죽도록 외로운 사람들

세계적 전염병의 시대를 지나면서 외로움의 깊이와 폭은 더 깊어졌다.

우리에겐 가족, 파트너뿐 아니라 친구가 필요하다. 우리 DNA 속에 사회적 관계에 대한 갈망이 새겨져 있기 때문이다. 오랜 세월 무리에서 떨어져 나간 사람들은 쉽게 죽었다. 그 결과 우리는 그리움을 생명에 대한 위협으로 간주하고 우정과 사랑을 갈구하게 됐다. 사람들과 친밀하게 접촉하면 아기가 엄마 젖을 빨 때 나오는 사랑의 물질인 옥시토신이 분비된다.

"수렵·채집 때를 예로 들면 10명이 사냥을 하러 갔는데 어쩌다가 뒤처졌다고 치자. 주위에 늑대나 산 짐승들이 있는 환경이니 사실상 거의 죽은 것과 다름없다. 죽음의 공포를 아마 느낄 것이다. 사회적 관계를 잘 맺지 못한다는 것, 내가 집단에서부터 이탈했다는 것, 그 외로움이라고 하는 것은 자기가 의도하지 않은 상태에서 관계가 끊어지는 걸 얘기하는 것이다. 그러니까 외로워서 내가 고통스럽다고 하는 것은 말 그대로 인생을 즐길 수 없는 상황이다. 외로움을 느끼는 사람들의 기본적인 건강 상태는 정신적인 부분에만 영향을 미치는 것이 아니다. 심장마비가 올 가능성도 굉장히 높아진다. 인생의 성공 확률도 굉장히 떨어진다. 모든 정신적·신체적인 지표들이 다 안 좋아진다."

(장대익, 가천대 창업대학 석좌교수, 뇌과학 전문가)

나이가 들수록 친구를 만나는 건 점점 힘들어진다. 원래 인간이란 존재는 친구를 고르는 데 매우 까다롭다. 스스로를 좋은 사람이라고 생각하기 때문이다. 친구도 '나'라는 좋은 사람과 어울리기에 괜찮은 인물이어야 한다.

사회적 배경과 관심사도 비슷비슷해야 한다. 하지만 친구를 만나는 데엔 서로 호감을 느껴야 할 뿐만 아니라 물리적인 시간이 필요하다. 사회적 관계 분야의 전문가인 인류학자 로빈 던바 교수가 영국인 2000명을 대상으로 한 분석에 따르면 지인을 친구로 전환하는 데 걸리는 시간은 평균 34시간이다. 게다가 한 번 만날 때 3시간 이상은 만나야 의미 있는 인간관계로 나아갈 수 있다고 한다.

같은 언어를 쓰고 같은 지역에 살며, 비슷한 교육 수준과 직업

일수록 친밀해질 가능성이 높다. 여기에 취미와 도덕관념, 종교, 정치색과 유머 코드와 음악적 취향이 비슷하면 금상첨화다. 하지만 이런 조건을 모두 갖춘 사람을 찾는 건 매우 힘들다.

친구의 수는 나이가 먹으면서 점점 줄어든다. 일에 바빠지고 가족이 생기면서 친구는 점점 우선순위에서 밀려난다. 아무리 끈끈한 우정이라도 3년이면 단순한 지인 관계로 전락할 수 있다. 우리가 충분한 노력을 기울이지 않는다면 말이다.

"인생에서 나의 비밀을 얘기했을 때 끝까지 지켜줄 사람이 몇 명이나 될까. 3명에서 5명 정도 된다고 한다. 그다음에 보통의 친구 범주에 들어가는 사람들이 15명, 그보다 약간 더 소원한 그룹이 한 50명, 그다음에 150명, 이렇게 늘어간다. 이 150명은 로빈 던바가 얘기하는 던바의 수다. 공항처럼 낯선 장소에서 마주치면 반가워할 수 있는 친구들이다. 관계의 레이더망에 있는 사람들이다. 공감의 반경 안에 있는 사람들이라고 얘기한다. 이 사람이 기쁘고 슬프면 거기에 항상 관심을 갖고 있는 그런 반경이다. 그 반경의 범위는 150명이 상한선이다."

(장대익, 가천대 창업대학 석좌교수, 뇌과학 전문가)

우정은 지키는 것에도 에너지가 든다. 과학자들은 우정을 지키기 위한 중요한 규칙을 정리했다. 친구가 없을 때 편을 들어주고, 중요한 소식을 공유하며 힘들 때 힘이 되어줘야 한다. 또 신뢰하고

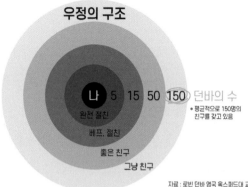

우정의 구조

나 5 15 50 150 던바의 수

* 평균적으로 150명의
친구를 갖고 있음

완전 절친

베프, 절친

좋은 친구

그냥 친구

자료 : 로빈 던바 영국 옥스퍼드대 교수

던바 교수는 한 인간이 아우를 수 있는 인간관계의 한계를 150명 정도라고 규정한다. 인간 대뇌의 정보 처리 능력을 기반으로, 각종 조사와 통계로 뒷받침한 결과다. 최근엔 사람마다 그 범위에 큰 차이가 있다는 반박 연구도 많지만, 여전히 이 수는 보편적인 인간관계의 한계선으로 통용되고 있다.

마음속의 얘기를 털어놓고, 도움이 필요할 때 손을 내밀며, 친구를 행복하게 하기 위한 노력이 있어야 한다. 이런 일들은 감정적인 에너지를 상당히 필요로 한다. 우정은 꽃을 피워내기도 쉽지 않고, 유지하기도 만만찮다.

하지만 친구 없는 고독한 삶은 인간을 조금씩 죽음에 가깝게 한다. 외로움을 더 많이 느끼고 적게 느끼는 사람에 따라 차이가 있고, 외향적인 사람과 내성적인 사람의 필요량은 다르지만, 외로움과 고립감을 천부적으로 견딜 수 있는 사람은 지극히 드물다.

만성적 외로움에 고통받고 있다면

그러면 어떻게 해야 할까. 우선 가장 위험한 상태인 만성적인 외로움에 빠져 허우적대고 있다면 그저 사람 많은 곳에 가거나 사람과 어울리는 건 더 안 좋을 수 있다.

외로움에 찌든 우리의 뇌가 그들의 말이나 표정, 행동을 부정적으로 해석하기 때문이다. 외로운 사람들의 뇌는 자신을 생존이 위협받는 상황이라고 단정한다. 특히 부정적인 세부 사항과 사건에 주의를 기울이고 기억하려는 '경고 모드'에 돌입한다. 부정적일 것이라고 멋대로 추측해놓고 "그럼 그렇지", "역시 그랬어" 하면서 외로움의 악순환을 지속시켜버린다.

하지만 다시 한번 강조하지만 외로움은 사회적으로 고립된 상황 때문에 생기는 게 아니다. 사회적으로 고립됐다고 느끼는 건 극히 주관적인 마음의 상태다. 그래서 이 느낌을 해소하는 데 주력해야 한다.

2010년 미국 시카고대의 외로움을 줄이는 방법에 대한 메타분석에 따르면, 부정적으로 상황을 몰고 가는 마음의 상태를 해결하는 것이 가장 효과가 좋았다. 사람과 어울리는 기술을 배우고, 사회적인 지원을 강화하고, 사람들과 만나는 기회를 늘리는 것은 이보다 효과가 덜했다.

그러니까 자신의 마음을 들여다보고 나서 외로움은 사회적 고립과는 다른 내 마음속에서 벌어지고 있는 나 혼자만의 사건이라는 것을 인정해야 한다. 그리고 마음속에서 벌어지는 부정적인 상황의 해석들이 결코 사실과는 다르다는 것을 알아채야 한다.

사람들은 저마다 크기는 다르지만 연료통을 하나씩 갖고 있다. 우리는 이 연료통을 다양한 사회관계를 통해 채운다. 이 사회성 연료통이 바닥나면 지극한 외로움을 느끼게 된다.

지금까지 우리는 이 사회성 연료통을 가족, 애인, 친구와 직접 만나거나 통화를 하는 것처럼 직접 접촉하는 전통적 방법으로 채워야 한다고 생각해 왔다. 미국 버펄로대 쉬라 가브리엘 교수의 연구에 따르면 연료통이 채워진다는 사실 자체가 중요한 것이지, 그걸 어떻게 채우는지는 중요하지 않다고 한다. 사람과 직접 만나야 이 연료통이 잘 채워지는 사람이라면 그 방식을 따라야겠지만, 그렇지 않은 사람이라면 굳이 사람을 찾아서 만날 필요는 없다는 말이다.

비전통 방식엔 동물을 키우거나, 책을 읽거나, TV를 보거나 심지어 게임을 하는 활동도 포함된다. 왜냐하면 이런 활동을 해도 우리의 뇌엔 사회성과 관련된 부분이 활성화되기 때문이다. 우리는 동물을 키우며 교감하고, 책을 읽으면서 등장인물의 감정에 공감하고, TV를 보거나 게임을 하면서 가상현실 속에서 상호작용을 한다. 그러면 우리는 감정을 느끼거나 대화를 하는 것처럼 사람과 교류할 때 쓰이는 뇌의 부분이 똑같이 쓰인다.

"모든 포유류들이 거울 신경세포라는 걸 갖고 있다. 예를 들어 쥐가 레버를 누르면 음식이 나오는 장치가 있다. 그런데 레버를 누르면 음식이 나옴과 동시에 동료 쥐가 전기 충격을 받는다고 하자. 그러면 친구가 고통 받는 소리를 듣는 순간, 이 쥐는 레버를 계속 누르는 게 아니라 배고파도 그 레버를 누르는 걸 멈춘다. 감정의 전염 같은 것이 일어나기 때문이다. 내가 하지 않아도 남이 그걸 할 때 그걸 보는 것만으로도, 그것이 실제 내가 할 때 벌어지는 뇌의 작용이 똑같이 일어난다."

(장대익, 가천대 창업대학 석좌교수, 뇌과학 전문가)

최근 이 사회성 연료통을 채우는 색다른 방식 두 가지가 학계에서 주목받고 있다. 하나는 약한 유대에서 얻는 행복감이다. 아파트 경비 아저씨나 편의점 알바생, 혹은 직장에서 아주 가끔 만나는 얼굴만 아는 사이의 사람과 가벼운 대화를 나누는 걸 말한다.

이런 약한 유대 관계가 많은 사람이 적은 사람보다 더 행복하며, 이런 대화가 다른 날보다 많은 날엔 더 행복한 경향이 있다고 한다. 최근의 심리학은 낯선 사람과 대화하는 걸 권장한다. 또 이 기술은 많이 할수록 더 쉽고 즐겁게 할 수 있다고 한다.

또 한 가지는 지금까지 약간은 광적으로 치부됐던 일방향 관계다. 이를 패러소셜Parasocial 관계, 준사회적 관계라고 한다. 보통 연예인과 팬, 셀럽과 팔로어의 관계를 말한다.

팬과 팔로어 입장에선 유명인을 향한 일방향적인 관계에 불과하다. 하지만 그 안에서 충만함과 행복감을 충분히 느낄 수 있다고 한다. 물론 양방향 관계에 집착하거나 줬던 사랑이 그만큼 돌아올 거라고 과도하게 기대하지만 않는다면 말이다. 유튜브와 소셜 미디어가 번성하면서 이런 관계도 1방향에서 1.5방향, 그러니까 양방향에 점점 가까워지면서 전통적 인간관계의 유대감에 가까워지고 있다.

> "BTS의 아미들을 보면 미국에 있는 중학교 여학생이 이런 고백을 한다. '정말 인생이 너무 힘들어서 자살까지도 생각했었다. 하지만 BTS의 가사를 듣고 너무 감동을 받았다. 그들의 노래를 들은 다음부터 내 삶이 달라졌다'는 얘기를 했다. 사회성이 부족해서 일상적으로 사회적 관계가 충족되지 않은 사람들이 있을 수 있다. 그들은 인간관계에서의 만족감을 셀럽을 통해 얻을 수 있다. 하지만 그게 지속되기 위해서는 상호 간의 피드백 과정이 필요하다."
>
> (장대익, 가천대 창업대학 석좌교수, 뇌과학 전문가)

최신 심리학 연구들은 사회 연료통을 채우는 다양한 방식을 더 많이 찾고 활용할수록 외로움이라는 질병에서 벗어날 가능성도 더 높다는 걸 보여주고 있다. 다른 방식으로 사회적 욕구를 충족하는 게 직접 친구를 만나는 기쁨을 대체할 수는 없겠지만, 목숨을 위협하고 치매를 부르는 외로움이란 위험 상황에선 벗어나게 해줄 수 있을 것이다.

귀와 눈을 보호하라

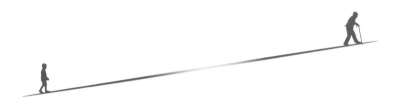

여기 치매의 항아리가 있다. 이 항아리가 가득 채워지면 치매에 걸린다고 하자. 예를 들어 담배를 피우거나 술을 많이 마시거나 머리를 심하게 다치면 이 항아리가 채워진다. 이 항아리를 채우는 것으로 지금까지의 과학이 밝혀놓은 요인은 총 12가지가 있다. 그중 단연 이 항아리를 가장 많이 채우는 건 뭘까.

흡연도 음주도 고혈압도 아닌 청력 손실, 다시 말해 난청이다. 귀가 잘 안 들리는 사람이 치매 위험이 가장 높다는 것이다. 무려 치매 위험이 94% 증가한다. 두 배로 뛴다는 말이다. 아무리 좋은 거 먹고 운동 열심히 해도 가는귀가 먹으면 치매가 확 다가온다.

그런데 난청인 사람도 정도의 차이가 있지 않을까. 귀가 약간 안 들리는 사람도 있고, 아예 소리를 못 듣는 사람도 있으니 말이다. 그렇다면 난청의 정도에 따른 치매 위험은 어떨까.

그래프를 보면 20dB까지는 치매 위험이 거의 없다. 그런데 이 지점을 통과하자마자 위험이 급격하게 올라가기 시작한다. 20dB부터 10dB 안 좋아질 때마다 치매 위험이 30% 증가한다. 60dB을 못 들을 수준에 이르면 치매 위험은 대략 4배나 높아진다. 80dB에선 6배, 100dB에선 거의 8배로 뛴다. 보통 양쪽 귀가 60dB의 소리를 못 들으면 청각 장애로 판정된다.

이 사실을 거꾸로 적용해보면, 난청을 미리 알아차리고 대비할수록 치매 위험을 팍팍 낮출 수 있다는 말이다.

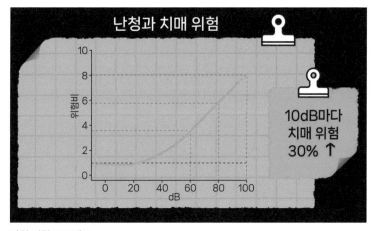

난청 위험도 그래프.

그런데 20dB은 어느 정도의 소리일까. 데시벨 표를 보면 속삭이는 말소리가 20~30dB 정도다. 속삭이는 소리가 들리지 않기 시작하면 치매 위험군에 들어왔다는 뜻이다. 부엌에서 나는 소리나 방 문 닫는 소리가 안 들리면 상황은 꽤 심각해진다. 바깥에서도 소음이 안 들리면 아주 심각한 수준에 다다른 것이다.

게다가 난청은 아주 흔한 병이다. 미국 18세 이상 성인 중 15%가 듣는 데 문제가 있다고 한다. 우리나라에선 65세 이상 30%가 난청으로 추정된다. 어이없을 정도로 많은 숫자다.

그런데 혹시 주변에 "나 귀가 잘 안 들리는 것 같아"라고 하는 사람이 있는가. 거의 없을 것이라 확신한다. 난청은 본인이 전혀 모르고 있을 가능성이 가장 높은 질병 중 하나다.

질병 단계에 접어들었지만, 자기가 정상이라고 생각하는 게 난청 환자의 전형적인 특징이다. 영국 국립 보건임상연구소에 따르면 증상이 생긴 시점부터 병원 방문까지 걸리는 시간이 보통 10년이라고 한다. 그 시간이면 증상은 더 악화됐을 것이다.

난청이란 노안처럼 나이가 들면 자연스레 찾아오는 현상이다. 피할 수 없고 막을 도리도 거의 없다는 게 문제다. 과학이 발전했어도 난청을 막을 방법은 아직 마련하지 못했다. 그렇다고 손 놓고 당할 수는 없다. 과학자들이 이미 방법을 다 찾아냈다.

난청 자가 진단 리스트가 있다. 미국 국립 난청연구소에서 만든 자가 진단 리스트는 기본적으론 둘이 대화할 땐 괜찮은데, 여럿이 얘기하거나 밖에서 배경 소음이 있을 때 대화가 힘들다면 난청을 의심해 봐야 한다고 말한다. 아이나 여자 목소리처럼 높은 음색이 듣기 힘들어도 난청일 가능성이 있다. 귀는 높은 주파수를 듣는 능력부터 서서히 나빠지기 시작한다.

하지만 자기 진단은 아주 큰 도움이 되지 않는다. 난청은 앞서 썼다시피 본인은 자각하지 못하는 질병 1순위이기 때문이다. 그래서 주변에서 이상을 파악해서 검사를 받게 하는 게 중요하다. 빠르면 빠를수록 치매 위험을 극도로 줄이는 방법이 있으니 말이다.

우선 귀가 안 들리는 게 왜 치매 위험을 확 높일까. 청력에 문제가 생긴 사람의 뇌를 찍은 영상을 보면 더 잘 못 들을수록 뇌의 부피가 크게 줄어드는 것이 확연히 드러난다. 10dB이 안 들릴 때마다 부피 감소가 급격해진다. 청각 정보를 처리하는 측두엽은 말할 것도 없고 해마까지 엄청나게 줄어든다. 해마는 기억과 학습, 감정을 처리하는 영역이다. 귀가 안 좋은 것은 이런 능력에까지 지장을 준다는 것이다.

그렇기에 귀가 안 들리면 치매가 생기고, 우울증도 생긴다. 또 다른 이유도 있다. 청력이 저하되면 사람을 만나 대화하기가 싫어지면서 삶이 더 위축된다. 아시다시피 인간관계의 폭과 깊이가 줄면 치매는 더 빨리 찾아온다.

귀가 안 들리는 게 뇌를 쪼그라들게 하는 건, 청력을 잃으면 소리 정보를 처리하는 뇌세포가 일을 안 하게 돼서 그렇다. 소리가 별거 아니라고 생각할 수도 있을 것이다. 그렇다면 소리를 언어라는 단어로 바꿔보자. 사실 인간의 가장 고등적인 능력 중 하나인 언어가 소리를 바탕으로 한다.

말소리가 안 들리면 언어 기능이 휴면 상태에 빠진다. 언어 처리는 뇌에서 극도로 중요한 기능이라 이게 없으면 뇌 구조가 바뀐다. 이렇게 쓰면 쓸수록 엄청나게 발달하고, 안 쓰면 극도로 퇴화하는 식으로 뇌가 탄력적으로 바뀌는 걸 뇌 가소성이라고 한다.

뇌 가소성을 보여주는 유명한 실험도 있다. 2009년 미국과 캐나다 연구팀은 아동을 대상으로 음악과 관련한 훈련을 15개월 동안 시켰다. 건반 훈련과 멜로디, 리듬 청취 훈련이었다. 음악 훈련을 1년 넘게 받은 아이들의 뇌는 청각뿐 아니라 운동 기능과 관련한 뇌의 부위가 눈에 띄게 성장했다. 하지만 이와 반대로 그 기능을 쓰지 않으면 뇌의 영역도 줄어들고, 네트워크도 약해지면서 구조 자체가 서서히 바뀐다.

뇌의 기능들은 또한 서로 네트워크로 연결돼 있다. 그래서 한곳의 기능이 망가지면 다른 곳의 자원을 받아서 이를 메운다. 청력이 약해지면 뇌는 약해진 소리 정보를 더 잘 처리하려고 네트워크에 있는 다른 자원을 끌어 쓰기 시작한다. 예를 들어 인지나 기억에 배당된 자원이 청각 정보를 처리하는 데 쓰이는 것이다. 그러면 자원이 부족한 곳은 또 문제가 생기게 된다.

2017년 미국 사우스캐롤라이나대 연구팀은 청각이 약한 사람을 대상으로 뇌 영상을 찍는 실험을 했다. 이들이 찍은 뇌 사진에서는 청각 정보 처리에 쓰이지 않는 뇌의 영역이 눈에 띄게 활성화됐다. 뇌의 이곳저곳에서 자원을 끌어다 썼다는 말이다.

이런 과정은 정말 천천히 그러나 확실히 일어난다. 하지만 뇌의 구조가 천천히 바뀌기 때문에 뇌가 적응할 시간이 충분한 게 문제다. 청각이 나빠져도 여기에 적응해버린 뇌는 별 문제가 아닌 걸로 착각하게 된다. 그래서 남들은 다 아는데 본인만 모르는 현상이 발생한다. 청력 손실이 진짜 무서운 이유는 스스로 알아차리는 게 거의 불가능하다는 점 때문이다.

청각은 매우 중요한 기능이기 때문에 건강 검진 프로그램에도 청력 테스트가 거의 포함된다. 온라인 청력 테스트도 있고, 아이폰에선 영어로 된 청력 테스트 앱을 받을 수도 있다. 하지만 제일 확실한 건 병원에서 검사를 받아보는 것이다.

청력 손실을 막으려면, 그리고 청력 손실이 진행되고 있다면 어떻게 해야 할까. 청력 손실을 일상에서 막는 방법은 70dB 이상의 소음을 피하는 것이다. 이 정도 소음에 장시간 노출되면 청력이 손상된다. 믹서기, 진공청소기, 드라이기 같은 게 70dB을 넘는 소리다. 비행기 실내의 소음도 보통 70dB을 넘으므로 비행할 때엔 귀마개를 착용하거나 헤드폰의 노이즈 캔슬링 기능을 활용하는 게 권장된다. 70dB이란 소음 크기는 속삭이는 소리인 30dB보다 40dB 큰 소리라서 별것 아닌 것처럼 느껴질 수도 있겠다. 하지만 dB이라는 단위에서 10 차이는 10배 차이다. 따라서 70dB은 30dB에 비해 1만 배 큰 소리다.

스마트폰으로 음악을 듣거나 동영상을 볼 때도 이어폰 소리를 상당히 줄이는 게 좋다. 스마트폰 기종별로 다르지만 보통 최대 허용 볼륨은 90~110dB이다. 최대로 키워놓고 들으면 몇 분 내에 청력 손상이 시작될 수 있다. 이어폰이나 헤드폰을 끼고 있을 때 옆 사람이 소리를 들을 수 있으면 너무 큰 소리라고 보면 된다.

하지만 나이가 들면서 생기는 청력 손실을 막는 건 상당히 힘들다. 일단 난청으로 판명되면 보청기를 고려하는 게 좋다. 사실 현재로서는 보청기가 난청으로 인한 치매를 막는 거의 유일하고 확실한 대안이다. 귀가 잘 안 들리는 사람도 보청기를 끼면 인지 저하가 안 나타난다는 연구 결과가 많다. 청력 손실과 치매 위험 데이터는 보청기를 끼지 않은 사람을 대상으로 한 것이다.

혹시 10년 전쯤 보청기를 써보고 아주 불편했던 경험이 있을 수도 있다. 하지만 그건 10년 전 스마트폰을 써보고 다시는 안 쓰겠다고 말하는 것과 같다. 요즘은 귀걸이형도 있지만 귀에 쏙 들어가는 형태의 제품도 있다. 이어버드 형태의 제품도 있다.

물론 처음엔 적응 기간이 필요하다. 소리를 잘 못 듣는 뇌는 이미 적응했기 때문에 보청기를 끼면 뇌가 문화 충격 같은 걸 받을 수가 있다. 깜깜한 곳에서 밝은 곳으로 나오면 갑자기 안 보이는 것과 비슷하다. 그 정도 어려움만 극복하면 치매를 막거나 훨씬 뒤로 미룰 수 있다.

그리고 또 하나의 대안은 인공 와우 수술이다. 이 역시 필요하다면 고려해볼 만하다.

청각은 이미 너무 잘 알려진 치매 위험 요인이다. 그런데 최근 치매 위험 요인으로 급부상하는 두 가지가 있다. 수면과 시력 손실이다. 앞서 수면의 중요성에 대해서는 설명한 바 있다.

시각 검사로 치매 12년 전 예측

이에 더해 시력이 나빠지는 것도 치매의 잠재적 위험 요인으로 많은 연구자들이 점점 주목하고 있다. 알츠하이머병의 병변이 망막에도 쌓인다는 게 드러나면서다. 역으로 시각 신경의 손실도 알츠하이머병과 같은 치매를 앞당길 수 있다는 관찰 연구의 결과들도 계속해서 보고되고 있다.

2024년 2월 나온 영국 러프버러대 연구에선 시각적 민감성과 치매 발병 사이에 연관성이 있다는 사실이 드러났다. 이 연구는 영국 노퍽에 사는 건강한 성인을 대상으로 했다. 2000년대 중반 시각 민감성 검사 두 가지를 했고, 이후 최대 15년 동안 추적 관찰했다.

시각 민감성 검사란 화면에 나타난 특정 형태를 눈으로 얼마나 빨리 파악하고 인지하느냐를 측정한다. 화면에 나타나는 삼각형을 보면 버튼을 누르는 방식이다. 삼각형은 시간을 두고 서서히 형태를 이루는데 처음에 흐릿한 형태를 잘 알아보고 버튼을 빨리 누르는 사람은 시각 민감성이 좋은 것이지만, 아주 선명해졌을 때에 버튼을 누른다면 민감성이 떨어진다는 뜻이다.

이 실험에서 시각 민감도가 낮은 사람의 치매 위험이 더 높았다. 연구팀은 이 테스트의 결과를 보고 무려 치매 발병 12년 전에 그 결과를 예측할 수 있었다.

안과에서 하는 검사 중에서도 이와 비슷한 검사가 있긴 한다.

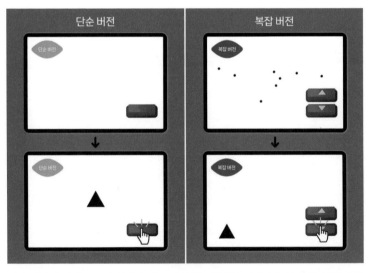

시각 민감성 검사는 눈이 얼마나 새로 나타나는 형태를 민감하게 인지하는지를 측정한다. 시각적 자극을 재빨리 알아챈 뒤 뇌가 반응하는 속도를 시간으로 나타낸다. 이 시간이 길수록 점수가 낮고, 치매의 위험이 높아진다.

슈퍼에이저

바로 명암 민감도 검사다. 우리나라에서 흔히 하지는 않지만, 명암 민감도 검사에서 다른 사람보다 낮은 점수를 받은 사람들은 치매 발병률이 31% 높았다.

> "시력의 정확도를 측정하는 방법이 여러 개 있는데 그중에 한 가지가 명암 민감도. 명암의 차이가 망막 세포에 영향을 미치고 망막 세포는 그러한 감각의 신호를 감각 신경으로 이어준다. 근데 그게 잘못되면 감각 신경으로 이어지지 않는다. 감각 신경으로 이어져야 기억으로 저장이 넘어가는데, 명암 민감도가 떨어지면 그게 잘 안 된다는 말이다. 명암 민감도가 치매와 연관이 있다는 건 최근에 구체적으로 알려지기 시작했다."
>
> (묵인희, 치매극복연구개발사업단장)

보통 명암 민감도 검사엔 펠리-롭슨 테스트, 마르스 글자 테스트가 흔히 쓰인다. 한 줄당 6글자, 총 8줄로 돼 있는 글자표다. 아래 줄로 내려갈수록 글씨가 흐릿해진다. 아래에서 두 번째 줄까지만 읽을 수 있어도 꽤 준수한 수준이다. 하지만 첫째 줄이나 둘째 줄도 보이지 않는다면 상황이 안 좋다는 의미다.

눈 나쁘면 치매 위험

단순히 눈이 나쁜 것도 치매 위험을 높인다. 2020년 미국 스탠퍼드대 연구에서 시력이 낮을수록 치매 위험이 증가했다. 0.5보다 낮으면 2.14배, 0.2 이하면 무려 5.66배 높아졌다. 국내 연구에선 시력이 1.0보다 낮아도 치매 위험이 44% 올라간다는 결과가 나온 적도 있다.

시각 장애라고 하면 눈이 거의 안 보이는 사람을 떠올리기 쉽다. 하지만 시각 장애의 의학적 정의는 좀 다르다. 세계보건기구WHO에 따르면 시력 0.33부터 가벼운 시각 장애로 분류한다.

시력이 나쁠수록 치매에 걸리기 쉽다는 건 과학적 연구에서 연

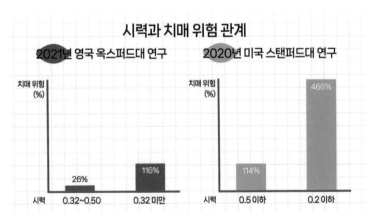

여러 연구에서 시력이 0.5보다 낮으면 치매 위험이 올라갔다. 0.2보다 낮으면 고위험군에 속한다.

슈퍼에이저

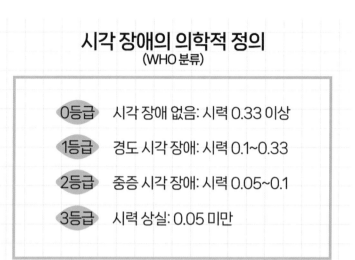

시각 장애의 의학적 정의
(WHO 분류)

0등급 시각 장애 없음: 시력 0.33 이상

1등급 경도 시각 장애: 시력 0.1~0.33

2등급 중증 시각 장애: 시력 0.05~0.1

3등급 시력 상실: 0.05 미만

세계보건기구 기준으론 시력이 0.33 이하이면 경도 시각 장애로 분류된다.

관성이 어느 정도 입증됐다. 하지만 이는 모두 안경이나 콘택트렌즈를 착용하고 잰 교정시력이다. 맨눈이 안 좋더라도 안경을 잘 맞춰서 시력을 1.0 이상으로 유지한다면 치매를 예방할 수 있다.

안과 질환이 있다면 당연히 치매 위험이 올라간다. 2023년 BMJ 안과학에 실린 연구에선 노인성 황반변성이 26%, 백내장이 11%, 당뇨 관련 안질환은 61% 치매 위험을 높였다. 하지만 빨리 치료받고 수술 받은 사람은 그 위험을 크게 낮췄다. 65세 이상 백내장 환자를 예로 들면 수술을 받고 나면, 그렇지 않은 사람보다 치매 진단을 받을 확률이 29% 낮아졌다.

"백내장이나 황반변성 모두 뿌옇게 보이는 시각 장애다. 뇌 안에 아밀로이드 베타가 쌓이면 알츠하이머병에 걸린다. 그런데 아밀로이드 베타와 같은 물질이 망막에 쌓이면 그게 시력 장애의 직접적인 원인이 되기도 한다."

(묵인희, 치매극복연구개발사업단장)

시각과 치매가 밀접한 데엔 이유가 있다. 뇌는 시각 정보가 잘 들어와야 제대로 작동한다. 눈을 뜬 채 멍하니 있다고 해도 뇌의 시각 처리 영역에선 활발한 활동이 일어나고 있다. 그런데 그 정보가 허술하면 뇌 기능이나 활동이 줄어든다.

그렇기에 치매 환자들은 사람의 얼굴을 보는 방식도 일반인과 다르다. 보통 사람들은 눈, 코, 입 순서로 사람의 얼굴을 스캔한다. 하지만 치매 환자들은 사람의 얼굴을 찬찬히 훑어보지 않는다. 그래서 눈이 밝은 의사들은 한 번만 보고도 치매 환자를 구분할 수 있다고 한다.

눈이 나빠지면서 외출과 산책, 사람들과의 교류를 꺼리는 것도 문제다. 신체 활동과 사회관계가 줄면 자연적으로 치매 위험이 올라간다.

치매로부터 눈을 지키는 법

눈 건강을 지키려면 무엇보다 매년 안과 검진을 성실히 받는 게 중요하다. 특히 녹내장, 백내장, 황반변성 가능성을 미리 파악하고 대비해야 한다. 수술이 필요하면 꼭 받는 게 치매를 막는 길이다.

안경을 낀다면 교정시력 1.0 이상은 확보해야 한다. 집 안의 조명이 너무 어두워서 내부가 잘 안 보인다면 조금 밝게 하는 게 좋다.

안구 훈련도 도움이 된다. '사카드 훈련'이라고 불리는 안구 운동을 처방하는 곳도 있다. 사카드 훈련은 눈을 수평으로 재빨리 움직여서 뇌 기능을 강화하는 훈련이다. 2021년 중국 과학원의 메타 연구에 따르면 여러 실험에서 눈동자의 빠른 수평적 움직임이 회상적 기억력을 향상하는 것으로 나타났다.

> "안구 운동이 상당히 많은 좋은 영향을 끼친다는 건 이미 알려져 있다. 안구 운동은 신경 질환이나 감정과 연관된 정신 질환에도 많이 활용된다. EMDR(안구 운동 민감 소실 및 재처리 기법)이라는 방법은 실제로 병원에서도 하고 있다. 펜을 하나 갖다 놓고 사람 앞에서 천천히 왔다 갔다 하면서 계속 눈동자를 따라가게 하는 기법이다. 계속 눈동자가 움직이면서 따라가면 옛날 기억을 회상한다거나 기억을 더 공고히 해준다. 수평적 사카드라는 방법을 사용해도 기존 저장돼 있던 장기 기

억을 인출하는 기능을 강화시킨다는 보고가 있다."

(묵인희, 치매극복연구개발사업단장)

안구 운동이 뇌에 도움이 되는 이유는 뇌의 좌반구와 우반구 사이에 상호작용이 활발해져서다. 2019년 이화여대와 가천대 연구 결과에서도 사카드 같은 시선 훈련을 한 노인의 인지 기능이 개선됐다.

"빛을 받으면 양쪽 눈의 망막 세포가 시각 정보를 받아들인다. 왼쪽 눈의 정보는 오른쪽 뇌에, 오른쪽 눈의 정보는 왼쪽 뇌에 반대로 가서 꽂힌다. 시각 피질은 뇌 뒷부분에 있는데, 정보가 뇌에서 반대로 박히면서 양쪽 뇌의 상호작용이 저절로 일어난다. 단기 기억은 좌뇌가 주로 역할을 한다. 그걸 다시 장기 기억에서 인출해내는 건 우뇌가 역할을 한다. 이 때문에 안구 운동은 뇌의 양쪽 반구가 서로 상호작용하는 데 상당히 좋은 자극이 된다고 생각한다."

(묵인희, 치매극복연구개발사업단장)

사카드 훈련법은 보통 이렇다. 미국 미시간대 켈로그 안과센터가 제안하는 방법이다. 우선 시선은 정방향으로 앞을 바라본 채 팔을 눈높이로 들어 앞으로 쭉 뻗는다. 손 사이의 간격은 30cm 정도로 둔다. 그리고 검지를 펼친다.

머리는 가만히 두고 시선을 먼저 오른쪽 검지 끝으로 재빨리 움직인다. 그다음 머리를 살짝 틀어 오른쪽 손가락을 마주 본다. 그다음엔 시선을 재빨리 움직여 왼쪽 손가락 끝을 향한다. 그다음 고개를 다시 살짝 틀어 왼쪽 손가락을 마주 본다. 이후 마찬가지로 시선을 재빨리 움직여서 오른쪽 손가락 끝을 향한 뒤 고개를 돌린다. 이렇게 오른쪽과 왼쪽을 번갈아 가며 1분 정도 하면 된다.

아직 사카드 훈련은 공식적으로 인정받은 방법은 아니다. 일부 연구에선 효과가 확인됐지만, 어떤 연구에선 오른손잡이에게만 효과가 있고 왼손잡이에겐 그렇지 않았다고 한다.

나이 젊어도 치매 걸리는 요즘…
이 비타민 꼭 챙겨라

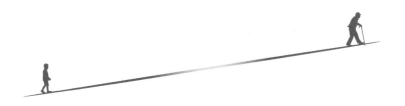

지구 반대편 남미 콜롬비아엔 치매에 걸릴 확률이 99%에 달하는 사람들이 모여 산다. 이들의 시조는 1700년대 초 스페인 바스크에서 대서양을 건너왔다. 안데스 산맥 중서부 파이사Paisa라는 지역에 정착했다.

치매의 저주에 걸린 가문

이들에겐 대대로 한 돌연변이 유전자가 대물림된다. 'PSEN1

슈퍼에이저

E280A'라는 유전자다. 이 유전자는 '프레세닐린presenilin 1'이라는 단백질을 잘못 만들어낸다. 비정상적인 프레세닐린은 알츠하이머병 원인이 되는 아밀로이드 베타 단백질을 더 많이 만들게 한다.

가문 일족 5000명 중 1000여 명이 이 유전자를 지니고 있다. 이들은 거의 예외 없이 이른 나이에 알츠하이머병에 걸린다. 45세 무렵에 치매 초기 증상인 경도 인지장애를 보인다. 평균 49세에 치매 진단을 받으며 평균 59세에 사망한다.

그런데 이 중 한 남성은 돌연변이 유전자를 갖고도 60대 후반까지 멀쩡한 정신을 유지했다. 60대 초반 은퇴할 때까지 문제없이 직장 생활을 했고 결혼해서 두 자녀를 뒀다. 70세 넘어서야 치매

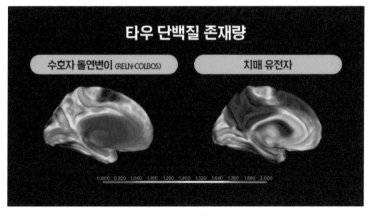

이 남성의 뇌엔 알츠하이머병을 일으키는 타우 단백질 양이 치매 진단을 받은 사람에 비해 현저하게 적다. 어떤 돌연변이 유전자가 그의 뇌를 보호한 것이다.
[사진 콜롬비아 안티오키아대 의과대학, 미국 하버드대 의과대학]

진단을 받았다. 그의 여동생도 61세라는 상대적으로 늦은 나이에 치매가 나타났다.

미국 하버드대 의과대학과 콜롬비아 안티오키아대 의과대학 연구진은 이 남성이 사망한 후 가족 동의를 통해 뇌를 기증받아 연구했다. 그의 뇌는 치매 환자치고는 알츠하이머병 징후를 나타내는 특징이 많지 않았고 상대적으로 깨끗했다.

연구 결과 그에게서 돌연변이 유전자의 저주에서 뇌를 지켜준 또 다른 돌연변이 유전자가 발견됐다. '수호자' 돌연변이인 셈이다. 치매 확률 99%의 저주에 걸린 가문 중 단 3명만이 운명을 피해갔다. 그들 모두 돌연변이 유전자를 갖고 있었다.

치매를 막아준 '슈퍼 릴린 유전자'

남매에게서 발견된 건 '릴린'이라는 단백질의 돌연변이다. 우리 뇌나 척수에서 흔히 보이는 단백질인 릴린은 신경계 발달에 중요한 역할을 한다. 발달 중인 뇌에서 신경세포의 이동 방향과 위치가 결정되는 걸 돕는다. 뇌의 복잡하고 조직적인 구조를 만드는 안내자 역할을 한다. 이 단백질에 문제가 생기면 조현병이나 자폐 스펙트럼 장애가 나타나기도 한다.

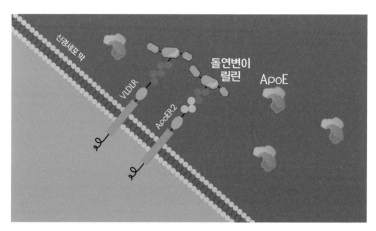

릴린 단백질은 뇌의 특정 수용체와 결합해 치매 발병을 막는다. ApoE의 결합을 막아서 타우 단백질이 덜 쌓이게 하는 것이 특징이다.

"1995년 릴린이 발견됐을 때 신경과학계에서 아주 큰 주목을 받았다. 신경 발생 때부터 신경세포가 타깃을 찾아가는 길을 알려주고 시냅스 기능을 좋게 하는 등 신경세포의 모든 것에 관여하는 단백질로 밝혀졌기 때문이다."

(묵인희, 치매극복연구개발사업단장)

이번에 확인된 남매의 돌연변이는 강력한 버전의 릴린을 만들어낸다. 릴린의 슈퍼 히어로 버전이다. 이 돌연변이를 '릴린-콜보스RELN-COLBOS'라고 부른다.

이 릴린 돌연변이는 신경세포의 특정 수용체에 정상 릴린보다 훨씬 강하게 결합한다. 이로 인해 아포지단백질E인 ApoE가 그 수용체에 달라붙지 못한다. ApoE가 달라붙으면 보통 알츠하이머병의 원인인 타우 단백질이 신경세포에 쌓이기 시작한다. 그런데 ApoE가 달라붙지 못하니 알츠하이머병이 나타나지 않는 것이다.

이 남매 말고 '수호자 유전자'를 지닌 것으로 밝혀진 사람이 앞서 또 한 사람 있었다. 2019년에 발견된 첫 사례다. 이 여성은 남매와는 경우가 약간 달랐다. 이 여성은 치매를 일으키는 원흉 중 하나인 ApoE라는 단백질 자체가 다른 사람과 달랐다.

ApoE는 콜레스테롤을 포장해 배달해 주는 아포지단백질의 일종이다. ApoE는 뇌의 신경세포에도 콜레스테롤을 공급한다. 그런데 어떤 ApoE는 뇌에 문제를 일으켜 알츠하이머병을 앞당긴다.

하지만 이 여성의 ApoE는 문제를 일으키기는커녕 오히려 신경세포를 보호하는 능력이 아주 탁월했다. 그녀의 돌연변이는 'ApoE3-크라이스트처치'로 ApoE 중에서도 특이한 변형이다. 이 변이를 하나만 갖고 있을 땐 보호 효과가 없었지만, 두 개 모두를 가진 그녀의 경우에선 효과가 극도로 좋았던 것이다.

ApoE는 모든 사람이 몸속에 지니고 있는 단백질이다. 혈액이 A, B, O 타입이 있는 것처럼 ApoE 역시 3가지 종류가 있다. 사람마다 이 3가지 중 두 개의 조합을 가진다. 이 중 ApoE ε4가 치매 위험 요인이다. 한국인과 같은 동아시아인은 이 비율이 높은 편이다.

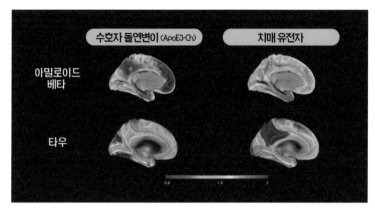

이 여성의 ApoE 돌연변이는 타우 단백질이 뇌에 쌓이는 걸 상대적으로 줄여줬다. 하지만 아밀로이드 베타는 오히려 치매 환자보다 많았다. 알츠하이머병의 원인인 아밀로이드 베타가 많다고 하더라도 신경 보호 작용이 있으며 발병이 늦춰진다는 것이다.

[사진 콜롬비아 안티오키아대 의과대학, 미국 하버드대 의과대학]

극한의 절망, 젊은 치매

모든 사람이 이런 돌연변이를 다 갖고 있다면 얼마나 좋을까. 100% 치매에 걸릴 사람들의 발병 위험을 20년, 30년이나 늦춰주니 말이다. 과학자들은 이 돌연변이 유전자를 연구하면 치매 발병을 10년, 20년 늦출 방법을 찾을 것으로 기대한다.

하지만 젊은 치매는 단순히 이런 유전자의 저주로 걸리는 것만은 아니다. 세계적으로 최근 '젊은 치매' 환자가 해마다 크게 늘고 있다. 젊은 치매는 65세가 되기 전에 치매에 걸리는 걸 말한다. 초로기 치매 혹은 조기 발병 치매라고도 한다.

전 세계 치매 환자 수는 5500만 명으로, 매년 200만 명씩 늘고 있다. 엄청난 증가 속도다. 2050년엔 치매 인구가 1억 5000만 명을 넘길 것으로 전망된다. 젊은 치매의 유병률은 세계적으로 10만 명당 119명이다. 국내 암 사망률인 10만 명당 160.1명인 것과 비교해 봐도 만만하게 볼 수치가 아니다.

전 세계 젊은 치매 환자는 390만 명으로 추정된다. 60~64세가 가장 많지만 60이 되기 전에 걸리는 사람도 적지 않다. 건강보험 심사평가원에 따르면 국내 젊은 치매 환자는 2009년 1만 9023명에서 2019년 7만 9491명으로 늘었다. 10년 만에 4.2배 증가했다.

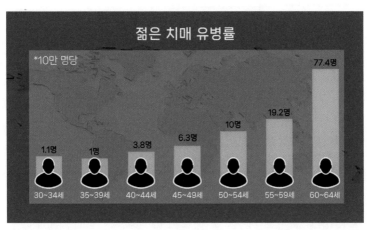

젊은 치매에 걸리는 사람은 생각보다 그리 드물지 않다. 전체 치매 환자의 10%가 65세 미만이다.

해마다 15%씩 증가하는 추세다. 정확한 통계는 나와 있지 않지만 이런 추세를 산술적으로 적용해 보면 현재 젊은 치매 환자는 약 15만 명에 이를 것으로 보인다.

모든 치매가 다 재앙이지만 젊은 치매는 개인에게 더 큰 재난으로 다가온다. 한창 일할 나이에 직장이 위태로워지고, 자녀를 돌볼 여력도 없어지기 때문이다. 젊은 치매는 인지 저하보다 운동 기능 저하가 먼저 나타나는 게 특징이다. 심한 좌절감에 치료를 포기하거나 심지어 삶을 포기하는 비율도 노년보다 오히려 높다고 의료계는 전한다.

> "한창 막 활동하던 시기에 혹은 아이를 한참 키워야 되는 시기에 일을 중단하게 되니까 다른 가족들이 더 경제적으로 활동해야 돼서 오히려 집에 혼자 계시게 되는 시간이 더 많아지는 경우도 있다. 보호자도 고립되고, 환자도 고립되면서 혼자 지내는 시간이 많아져서 다른 2차적인 사고가 생기는 경우가 많다. 고령의 치매보다 사실 우울 불안이 굉장히 높다. 극한 경우에는 치료를 거부하시는 경우도 사실은 굉장히 흔하다."
>
> (김건하, 이대목동병원 신경과 교수)

대체 젊은 치매 환자는 왜 급증하는 것일까. 한 인간의 삶을 끝없는 절망에 빠뜨리지만 젊은 치매가 왜 걸리는지에 대한 연구는 부족했다. 수많은 젊은 사람이 치매 연구자들에게 자신의 치매 가능성이나 예방법을 묻곤 했다. 하지만 의료 현장에서도, 학계에서도 노인성 치매 예방 수칙 말고는 대답할 게 그리 많지 않았다.

> "치매의 후기 발병에 대한 연구는 많다. 이 모든 연구들은 노인을 대상으로 한 연구이기 때문에 젊은 치매에도 이런 요인들이 적용되는지는 모른다. 많은 분이 나에게 물어보는 것도 이런 것들이다. '우리가 치매 예방법을 다 알고는 있는데, 이게 젊은 치매에도 적용이 되냐'는 것이다."
>
> (스티비 헨드릭스, 네덜란드 마스트리히트대 알츠하이머센터 박사)

노인성 치매에 비해 젊은 치매 연구는 턱없이 부족하다. 아직 원인이나 예방법도 자세히 알려져 있지 않다. 국내에도 젊은 치매 환자를 위한 프로그램을 제공하는 치매안심센터는 드물다.

헨드릭스 박사는 젊은 치매 위험 요인을 찾는 대규모 연구를 추진했다. 여기서 그는 15가지 위험 요인을 확인했다. 젊은 치매에 관련한 위험 요인을 찾은 사실상 거의 최초의 연구 결과다.

헨드릭스 박사는 영국 거대 의료 데이터베이스인 바이오뱅크에 등록된 참가자 35만 명을 평균 9.2년 추적 관찰했다. 치매 관련 39개의 잠재적 위험 요인을 적용해 1년간 면밀히 분석했다. 사회인구학적 요인, 유전적 요인, 생활 방식, 환경 요인, 혈액 지표, 심

슈퍼에이저

혈관 대사 지표, 정신과적 요인, 기타 요인을 두루 살폈다.

39개의 잠재적 위험 요인은 일반적으로 치매뿐 아니라 다른 질병 관련 연구에도 주로 쓰이는 요소다. 경제 수준이나 교육 수준 같은 사회인구학적 요인, 결혼 여부나 식습관과 음주·흡연 같은 생활 방식, 유전자와 여러 신체 지표들, 환경 요인 등을 포함한다.

추적 기간 중 485명이 젊은 치매 판정을 받았다. 아주 많은 숫자는 아니었지만, 분석 결과 15가지 요인이 두드러졌다. 이 요인들은 젊은 치매 발병 위험과 분명 관련이 있는 것으로 나타났다. 교육 수준, 낮은 사회경제적 지위, ApoE ε4 유전자 보유, 음주, 알

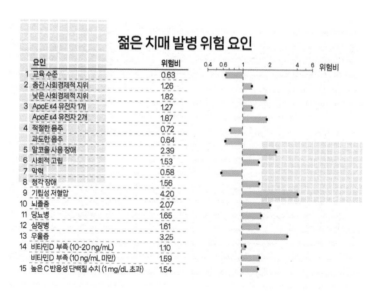

젊은 치매 발병 위험 요인

요인	위험비
1 교육 수준	0.63
2 중간 사회경제적 지위	1.26
낮은 사회경제적 지위	1.82
3 ApoE ε4 유전자 1개	1.27
ApoE ε4 유전자 2개	1.87
4 적절한 음주	0.72
과도한 음주	0.64
5 알코올 사용 장애	2.39
6 사회적 고립	1.53
7 악력	0.58
8 청력 장애	1.56
9 기립성 저혈압	4.20
10 뇌졸중	2.07
11 당뇨병	1.65
12 심장병	1.61
13 우울증	3.25
14 비타민D 부족 (10-20 ng/mL)	1.10
비타민D 부족 (10 ng/mL 미만)	1.59
15 높은 C반응성 단백질 수치 (1 mg/dL 초과)	1.54

39개 중 15가지 요인이 젊은 치매 발병 위험과 관계 있는 것으로 나타났다.

코올 사용 장애, 사회적 고립, 악력, 청각 장애, 기립성 저혈압, 뇌졸중, 당뇨병, 심장병, 우울증, 비타민D 부족, 높은 C 반응성 단백질CRP 수치였다. 233쪽 '젊은 치매 발병 위험 요인' 그림에서 위험비가 1보다 크면 치매 위험이 높아진다는 것이고, 1보다 작으면 위험이 줄어든다는 의미다.

굉장히 의외의 결과, 음주 효과

우선 음주와 관련된 결과가 굉장히 논란을 부를 만하다. 적절한 음주, 그러니까 하루 맥주 500cc 두 잔 혹은 소주 3분의 2병 정도의 양은 젊은 치매 위험을 28% 낮췄다. 과도한 음주로 분류되는 양, 적절한 음주량을 초과한 알코올을 섭취하면 오히려 치매 위험이 36% 낮아졌다.

알코올은 국제암연구소가 정한 1군 발암물질이다. 과학적으로 의심의 여지가 거의 없는 확실한 발암물질이다. 단 한 방울의 알코올도 암 발생률을 높인다. 그런데 음주가 젊은 치매를 줄인다고?

이런 결과는 치매를 비롯한 여러 질병 연구에서 흔히 등장한다. 대규모 집단을 대상으로 위험 요인 간의 연관성을 밝히는 관찰 연구에서 종종 확인되는 현상이다. 이를 '건강한 음주자 효과'라고 한다.

건강한 음주자 효과는 음주를 해서 건강해진다는 게 아니라 건강한 사람이어야 음주를 할 수 있어서 보이는 연관성이다. 아예 술을 마시지 않는 사람은 질병에 시달리거나 몸이 좋지 않거나 약을 먹고 있는 사람일 가능성이 높다. 이 연구에서도 알코올 사용 장애, 즉 알코올 중독인 사람은 젊은 치매 위험이 두 배 이상 높아졌다.

"내가 봐도 좀 혼란스러운 결과가 나왔다. 설명하기 꽤 어려운 부분이라고 생각한다. 사실 왜 그런지 설명하기도 좀 어렵다. 하지만 설명을 해보자면 술을 마시지 않는 사람들은 비교의 적절한 대상이 아니라고 본다. 그들은 건강 문제 때문에 술을 끊었거나 약을 먹는 것 때문에 술을 안 마시는 걸 수 있다. 이 연구를 근거로 알코올 사용을 권장해야 한다고 말하진 않겠다. 그건 정말 아니니까. 다른 집단에서 연구하고 검증돼야 한다고 조심스럽게 말씀드리고 싶다."

(스티비 헨드릭스, 네덜란드 마스트리히트대 알츠하이머센터 박사)

"음주가 치매를 예방할 수 있다는 애매모호한 사실은 여러 연구 결과마다 논란이 있었던 부분이기는 하다. 과도한 음주가 치매를 예방한다는 결과가 나왔을 때 그게 술을 절대적으로 많이 먹어서 그런 걸 수도 있지만, 독주나 알코올 함량이 높은 고급술을 많이 마시는 사람들이라면 어느 정도의 경제력이나 사회적 지위를 가지고 있는 경우가 많다. 이 때문에 과도한 음주가 오히려 치매를 예방하는 것처럼 나올 수 있다는 거다. 무조건 술을 많이 먹고 또 과하게 많이 먹으면 치매를 예방한다는 것은 해석에 굉장한 주의를 요한다."

(김건하, 이대목동병원 신경과 교수)

새롭게 드러난 위험 요인

이전 젊은 치매 관련 연구에선 등장하지 않았던 요인도 있다. 기립성 저혈압, 비타민D 결핍, 높은 CRP 수치 등이다. 이 중 기립성 저혈압은 모든 요인 중 위험을 가장 높였다. 일어날 때 혈압이 급격히 떨어져 어지럼증이 오는 증상이다.

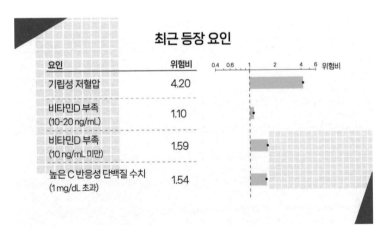

최근 등장 요인

요인	위험비
기립성 저혈압	4.20
비타민D 부족 (10-20 ng/mL)	1.10
비타민D 부족 (10 ng/mL 미만)	1.59
높은 C반응성 단백질 수치 (1 mg/dL 초과)	1.54

기립성 저혈압, 비타민D 결핍과 높은 CRP 수치 관련 위험비.

슈퍼에이저

"기립성 저혈압은 파킨슨병의 초기 증상이다. 이번 연구에선 젊은 치매의 위험 요인과 초기 증상이 약간 중복돼 나타날 수 있다. 역인과관계 분석을 해보면 기립성 저혈압이 더 이상 유의미하지 않다고 나타난다. 그건 기립성 저혈압이 위험 요인이라기보다 초기 증상일 수 있다는 뜻이다."

(스티비 헨드릭스, 네덜란드 마스트리히트대 알츠하이머센터 박사)

비타민D 결핍과 높은 CRP 수치도 위험을 높이는 것으로 나왔다. 이 두 가지는 모두 혈액에서 측정한 수치를 기준으로 한다. 비타민D는 신경 퇴행을 막는 신경 스테로이드로 기능한다. 비타민D가 부족하면 신경 퇴행 위험이 높아지는 것으로 추정된다. 높은 CRP 수치는 염증이 많다는 걸 보여준다. 이는 심혈관 질환의 원인이기도 하다. 심혈관 질환은 치매와 큰 관련이 있다.

"비타민D도 사실 젊은 치매뿐 아니라 고령의 치매에도 연관이 있는 걸로 알려져 있다. 뇌에 비타민D의 수용체가 많기 때문에 뉴로트랜스미터라고 하는 신경전달물질을 생성하거나 만들어내는 데 비타민D가 중요한 역할을 한다. 혈압을 조절하거나 항염증 효과도 있다. 체내에서 종합적인 여러 역할을 하기 때문에 비타민D가 결핍되면 치매 위험을 높인다고 알려져 있다. CRP는 꼭 심혈관계뿐 아니라 전신적인 염증 상태가 올라가 있는 걸 얘기한다. 뇌 염증을 다 반영하지는 않겠

지만 알츠하이머병이건 모든 퇴행성 질환이 진행될 때 신경에 염증이
생긴다. 그 염증으로 인해 신경 손상이 진행된다는 가설도 있다."

(김건하, 이대목동병원 신경과 교수)

노인성 치매의 위험 요인과 공통적인 것들도 있었다. 낮은 학
력, 청각 장애, 우울증, 사회적 고립, 당뇨 같은 것이다. 일반적으로
치매 위험을 높이는 유전적 요인 역시 젊은 치매 가능성도 증가시
켰다.

"사회적 고립은 젊은 치매와 노인성 치매, 둘 모두와 관련이 있다. 전
연령대에 걸쳐서 사회 참여와 사회 활동이 상당히 중요하다는 것을
보여준다. 한 달에 한 번 이상 사회적 참여를 하는 사람들은 젊은 치매
에 덜 걸렸다. 한 달에 한 번보다 적게 사회적 참여를 하는 사람들은
젊은 치매에 더 많이 걸렸다."

(스티비 헨드릭스, 네덜란드 마스트리히트대 알츠하이머센터 박사)

낮은 사회경제적 지위와 신체 능력을 보여주는 낮은 악력 그리
고 뇌졸중, 심장병 같은 병력도 위험을 높였다. 하지만 꽤 특이한
건 노인성 치매와 달리 생활 습관의 영향이 작았다는 부분이다. 신
체 활동, 식습관, 흡연과의 연관성이 나타나지 않았다. 노인과 달
리 악영향이 쌓이는 기간이 짧아서 그렇지 않을까 추측된다.

"제가 생각했을 때 흥미로운 건 생활 습관 요인은 노인성 치매엔 영향을 많이 주지만 젊은 치매엔 그렇지 않았다는 것이다. 적어도 우리 연구에선 신체 활동이나 식습관, 흡연이 젊은 치매와 관련이 있다는 걸 발견하지 못했다. 이건 젊은 치매와 노인성 치매의 위험 요인에 실제로 차이가 있다는 걸 보여준다. 이게 우리의 핵심 메시지 중 하나다."

(스티비 헨드릭스, 네덜란드 마스트리히트대 알츠하이머센터 박사)

겉보기엔 멀쩡한데
치매 진단받는 사람들

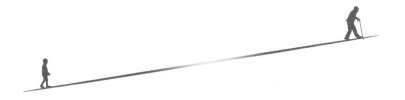

치매 진단 기준이 달라진다

2023년과 2024년은 여러 면에서 치매와 관련해 의미 있는 해로 기록될 것으로 보인다. 실제로 효과가 입증된 알츠하이머병 치료제가 2023년 7월 FDA의 정식 승인을 받았다. 비슷한 시기, 알츠하이머병 위험도를 알려주는 '피 검사 키트'가 사상 최초로 판매를 시작했다. 퀘스트Quest라는 미국 의료용 진단키트 전문회사에서 만들었는데, 412달러를 내면 알츠하이머병 위험 정도를 알려준다.

그리고 또 하나. 2023년 7월 알츠하이머병 가이드라인 초안이 나오며 '진단'의 거대한 변화가 예고됐다. 2024년 말 알츠하이머 협회는 알츠하이머병의 진단 기준에 대한 최종 권고안을 내놓을 전망이다. 알츠하이머병은 치매의 70%를 차지한다.

'알츠하이머병이 대체 어떤 병인가'를 다시 정의내리는 셈이다. 진단 기준이 달라진다는 건 꽤 의미심장한 변화다. 이전까지 불가능했던 '치매 예방'이 가능한 시대의 문을 열겠다는 선언이다.

새로운 진단 기준에 따르면, 명백한 증상이 없다고 해도 혈액 검사에서 이상이 보이면 치매 진단을 내릴 수 있다. 따라서 아무런 증상이 없어도 치매 환자가 될 수 있다. 이는 암 판정과 비슷하다. 암으로 인한 아무런 증상이 없다 해도 몸 어딘가에 암세포가 있다면 암 진단을 내리듯이 알츠하이머병도 그렇게 하겠다는 것이다.

증상도 없는데 치매 환자로 분류되는 건 개인적으로는 꺼림칙하고 탐탁지 않은 일이다. 하지만 의학의 관점에선 득이 많을 수 있다. 병의 극초기에 개입해 진행을 훨씬 늦출 수 있으니까 말이다.

병의 정의가 바뀌는 시기, 의료 회사들 사이에서 알츠하이머병 조기 진단 경쟁이 아주 치열하다. 이는 알츠하이머병 진단법의 변화가 예고되고 있는 데다, 표준 진단 방식과 절차가 꽤 느리기 때문이다.

치매의 70%를 차지하는 알츠하이머병을 진단하려면 장기간의 진단 과정이 필요하다. 의사는 환자의 병력을 파악하고 증상을 상담한다. 환자는 언어와 시각 인지 테스트, 일상생활에 대한 테스트 등을 받는다. 알츠하이머병의 원인이 되는 불량 단백질인 아밀로이드 베타와 타우를 확인하기 위해 MRI나 PET 스캔으로 뇌를 들여다보기도 한다.

치매 분야에선 당뇨처럼 피 검사만으로 딱 진단할 수 있는 간단한 기법은 존재하지 않는다. 더 큰 문제는 치매 초기에 병을 진단할 방법이 딱히 없다는 점이다. MRI나 PET 스캔으로 병을 '확인'한다는 건, 이미 치매가 상당히 진행된 뒤다. 현재로선 미리 손쓸 여지가 적다.

현재의 치매 치료법은 진단 뒤 진행 속도를 늦추는 것에 주안점을 둔다. 모든 병이 그렇듯이 초기에 잡아야 효과도 좋은데, 알츠하이머병은 당연히 그게 안 된다. 조기 진단도, 예방적 치료도 사실상 불가능하다.

"알츠하이머병과 알츠하이머병 치매는 다르다. 알츠하이머병 치매는 일상생활에 지장이 생기는 증상이 보이는 단계지만, 알츠하이머병을 가진 사람은 인지 기능이 전혀 문제가 없는 정상인일 수도 있다. 이 때문에 병은 있지만 증상이 없거나 아주 경미한 환자를 진단하기 위해 기준이 변하고 있다."

(박기형, 가천대 길병원 신경과 교수)

아주 초기 단계의 알츠하이머병 환자들은 증상이 전혀 없다. 증상이 나타났거나, 치매 증상이 깊이 진행된 환자들의 상태를 돌이키는 건 매우 힘들다. 현재의 의학은 점점 이렇게 발병 후 치료보다는 발병 전 예방하는 쪽으로 패러다임이 바뀌어간다. 그게 더 효과적이기 때문이다.

수많은 의료 기관과 제약사가 치료제 개발만큼이나 피 검사 개발에 매달리는 이유다. 진단이 제대로 된다면 증상이 안 나타나도 병으로 진단 내릴 수 있고, 그러면 예방적 치료를 할 수 있게 되니까 말이다.

피 검사로 치매 진단, 어떻게 가능한가

일반적으로 알츠하이머병은 뇌세포에 아밀로이드 베타라는 단백질 조각이 달라붙어서 생긴다고 알려져 있다. 아밀로이드 베타가 뇌에 덩어리로 뭉쳐서 붙어 있다는 건, 뇌에 이것들이 다 몰려 있다는 말이다.

그러면 다른 곳에선 이런 종류의 아밀로이드 베타 농도가 낮아진다. 뇌척수액이나 혈액 속에서 아밀로이드 베타의 비율을 보면 알츠하이머병이 시작됐는지 아닌지를 알 수 있다.

그걸 보는 뇌척수액 검사란 게 있다. 정확도가 높지만 요추에 커다란 바늘을 쑤셔 넣어야 해서 환자 입장에선 매우 불편했다. 피 검사 개발 회사들은 물리적으로 뼈에 바늘을 박는 방식 대신 혈액 검사에 초점을 맞췄다. 대신 민감한 양을 검출하는 기술력이 필요했다. 수십 년의 노력 끝에 몇몇 회사가 나름의 방식으로 성공을 거뒀고, 퀘스트에선 진단 상품도 출시했다.

최근 혈액으로 알츠하이머병을 진단하는 기술은 급속도로 발전했다. 이런 추세 속에 알츠하이머병 진단 기준도 증상이 아닌 혈액 지표로 옮겨가려고 한다.

"5년 전만 해도 피 검사로 알츠하이머병을 진단 내린다고 하면 '터무니없는 소리'라는 말이 나왔다. 이렇게 짧은 기간에 기술이 발전된 걸 보면 올해 말도 안 된다던 일이 내년에 벌어질 수도 있을 것 같다. 다만 아직은 이런 검사법들이 노동집약적이어서 시간도 오래 걸리고 비용도 굉장히 높아서 완전히 상용화되지는 못했다. 하지만 알츠하이머병의 또 다른 원인인 타우 단백질을 타깃으로 하는 피 검사는 정확도가 상당히 높다. 이게 상용화된다면 알츠하이머병 진단 분야에 매우 획기적인 발전을 가져다 줄 것이다."

(박기형, 가천대 길병원 신경과 교수)

알츠하이머병 조기 진단을 가능케 하는 또 다른 놀라운 발견도 있었다. 2023년 7월 초기 치매 관련 단백질 32개가 새로 발견됐

다는 연구가 나왔다. 이 단백질을 활용하면 치매 발병 25년 전에
도 병의 예측이 가능해질 것으로 보인다고 연구진은 내다봤다.

또한 스웨덴 예테보리대 연구진은 손끝에서 피를 뽑는 것만으
로 알츠하이머병을 진단할 수 있다는 결과를 발표해 학계에 놀라
움을 줬다. 보통 정맥으로 피를 뽑아내면 그래도 어느 정도의 양이
필요하다. 손끝 채혈은 혈액형 검사하듯이 손끝에 있는 몇 방울의
피만으로도 병을 진단할 수 있다. 그러면 병원에 굳이 갈 필요 없
이 집에서 간단한 도구만으로 진단을 받을 수 있게 될 것이다.

중년의 뇌, 가속 노화 겪는다

이런 알츠하이머병 패러다임의 변화는 의료계 자성의 목소리와
관련 깊다. 현대 의료 시스템은 '걸린 뒤 치료 방법'을 모색하는 데
골몰해왔다. 정작 중요한 건 아예 질병에 걸리지 않도록 예방하는
것인데 말이다.

치매 역시 노년기에 연구가 집중돼 있다. 하지만 노년기는 의료
가 개입해 결과를 바꾸기엔 너무 늦거나 효과도 미미한 시기다.

미국 하버드대 인류학 교수인 대니얼 리버먼이 현대 의료 시스
템이 불합리하다고 주장하는 배경이 여기에 있다. 그는 "75%의
질병이 예방 가능하다"며 "그런데 겨우 3%의 의료 예산만 예방 사

업에 쓰인다"고 비판했다.

최근 신경과학자들은 중년의 뇌에 주목한다. 중년이야말로 뇌 건강의 갈림길이자 전환기라는 사실이 밝혀지면서. 우리는 일생 똑같은 속도로 늙어간다고 생각한다. 그렇지 않다. 중년에 접어들면 개인차가 극심해진다.

누군가는 짧은 중년을 보내고 바로 노년에 진입하며 노쇠의 징후를 보인다. 하지만 어떤 이는 중년의 시기를 무한 연장하면서 노년기에 해당하는 나이에도 노화를 역전하고 활력 넘치는 삶을 즐긴다. 이 차이는 왜 생기는 걸까.

> "어떤 면에서 노화는 선형적인 과정이다. 노화는 인생 대부분 똑같은 속도로 진행된다. 하지만 최근 들어 점점 더 많이 밝혀지고 있는 게 있다. 신체 노화 중에서도 특히 뇌의 노화는 가속화되는 방식을 따른다는 것이다. 그리고 이러한 현상은 중년에 접어들면서 나타나기 시작한다."
>
> (세바스천 돔-핸슨 올라드, 아일랜드 코크대 해부학 및 신경과학 박사)

나이가 숫자에 불과하다고들 하지만, 신체 기능의 변화에 나이는 꽤 중요하다. 마흔이 넘어가면 피 속에 염증이 증가하고 신진대사가 느려진다. 여성은 폐경을 겪으며 노화 패턴이 달라진다.

뇌에도 중년의 위기가 찾아온다. 마흔에서 쉰 사이 뇌는 치매의 갈림길에 놓인다. 유전자의 영향도 어느 정도 있겠지만, 어느 길을

택하느냐는 개인의 몫이다.

중년에 접어들면 뇌의 부피가 점차 쪼그라들기 시작한다. 거의 대부분의 부위가 예외 없이 뭔가가 갉아먹듯이 사라져 간다. 뇌가 성장을 멈추고 퇴화의 길로 들어선 것이다. 중년은 뇌 변화의 결정적 연령대다.

"뇌의 노화는 40대 후반부터 시작된다. 뇌 부피가 줄어드는 데 가장 큰 영향을 받는 곳이 전두엽이다. 아기가 태어나면 후두엽이 먼저 발달해 있고, 점차 두정엽, 측두엽, 맨 마지막에 전두엽이 발달한다. 조기 교육이 중요한 이유가 어린아이는 뇌의 발달이 완전히 이뤄지지 않았기 때문이다. 그런데 아이러니하게도 퇴화는 발달의 역순이다. 전두엽은 가장 고등 능력을 가진 부위다. 판단하고 계획하고 실행하고 수정하는 능력이 전두엽 덕이다. 이게 망가지기 시작하면 고지식해진다. 나이가 들면 사람이 고집스러워지는 이유가 전두엽 기능의 퇴화에 있다."

(박기형, 가천대 길병원 신경과 교수)

특히 부피가 가장 많이 줄어들기 시작하는 건 대뇌의 백질과 해마다. 해마는 장기 기억과 공간 지각, 감정을 처리하는 뇌의 핵심 부위다. 우리가 옛날 일을 추억하고 행복한 기억을 떠올리는 건 해마에 보관된 장기 기억 덕이다.

그중에서도 일화적(에피소드) 기억이란 게 매우 중요하다. 지식을 암기하거나 악기를 연주하는 것도 장기적 기억에 속하지만, 그보다 일화적 기억이 중요한 건 이게 자아 정체성을 이루기 때문이다. 어렸을 적 추억과 사랑하는 사람의 기억이 차곡차곡 쌓인 한 사람의 개인적 역사가 정체성이니까 말이다. 그런데 해마가 줄면 일화적 기억이 퇴색하고 정체성이 희미해진다.

> "우리의 기억은 개인적 일대기다. 우리를 인간답게 만들어주는 게 기억 때문이다. 개인적으로나, 사회적으로나 우리가 누구인지를 말해주는 핵심적 요소다. 일화적 기억이 사라져가는 건 매우 가슴 아픈 일이다. 하지만 50세 이후엔 가속화되는 것처럼 보인다. 동일한 인물의 뇌를 시간 순서로 측정해보면 해마가 줄어드는 정도와 일화적 기억이 사라져 가는 건 아주 밀접한 연관성이 있다."
>
> (세바스천 돔-핸슨 올라드, 아일랜드 코크대 해부학 및 신경과학 박사)

백질 역시 뇌가 제대로 작동하는 데 엄청나게 중요한 역할을 한다. 백질은 뇌를 MRI로 찍으면 하얗게 나오는 부분이다. 뇌의 여러 곳을 서로 연결해서 복잡한 작업을 수행할 수 있게 한다.

백질은 성장기를 거쳐 성인이 된 뒤에도 서서히 성숙한다. 대체로 40대에 완전한 성숙을 완료한다. 즉 중년이 되면 백질의 성능이 최고조에 이른다는 것이다. 이 때문에 중년에는 복잡한 의사결정이나 판단 능력이 생애 중 가장 좋은 편이다. 하지만 그 이후 급속하게 저하된다.

40대 중반 이후 10년 동안 뇌 기능 변화를 보여준 연구를 보면 이런 현상이 두드러진다. 유동 지능, 기억력, 처리 속도 모두 떨어진다. 그런데 단 하나, 결정 지능만 올라가 있다. 유동 지능은 지금까지 경험해 본 적 없는 문제를 해결하는 능력이고 결정 지능은 지금까지 획득한 경험과 지식으로 문제를 해결하는 능력이다.

> "인지 기능 중 결정 지능은 나이가 들어도 발달할 수 있다. 전두엽의 기능 퇴화를 일부 보완할 수 있는 장치가 있다고 생각하면 된다. 뇌의 기본적인 기능은 40대까지 굉장히 발달하지만 이후 쇠퇴한다. 어렸을 때는 학습을 하면 굉장히 잘 기억하지만 나이가 들면 배우고 익혀도 기억으로 덜 남는다. 하지만 결정 지능은 어떤 걸 배운 다음, 그걸 2차적으로 가공해서 응용할 수 있는 능력이다. 이는 기본적으로 경험에 기반하기 때문에 나이가 들수록 더 발달할 수도 있고 유지할 수 있다."
>
> (박기형, 가천대 길병원 신경과 교수)

여성의 경우엔 중년에 폐경이라는 급격한 전환기를 맞이한다. 폐경은 일반적으로 40대 후반에 시작되는데, 이후 해마의 부피가 줄고, 백질의 부담이 커지며 뇌 포도당 대사에 장애가 생기기 시작한다.

뇌 노화, 사람마다 다르게 찾아온다

하지만 실망할 필요는 없다. 중년에 접어들면서 노화가 시작되는 건 맞지만, 개인차 역시 증폭된다. 노화의 궤적은 중년을 기점으로 사람마다 확연히 달라진다.

심지어 똑같은 유전자를 갖고 있어도 발현 수준의 차이가 사람마다 큰 차이를 보인다. 우리는 모든 것이 유전자가 결정한다는 말에 익숙하다. 하지만 틀렸다. 유전자가 있어도 그게 발현되느냐 아니냐가 더 중요하다.

중년을 넘어서 노년에 이르면 유전자 발현 이질성Gene Expression Heterogeneity이 커진다. 이는 개인 간의 같은 유전자라도 유전자를 조절하는 요소나 환경에 따라 나타나는 양상이 달라진다는 말이다.

똑같은 유전자를 타고난 사람이 둘이 있다면 그들이 어떤 환경에서 살고, 어떤 걸 먹고 어떤 생활 습관을 가지느냐에 따라 그 유전자가 나타나는 정도나 상태가 달라진다는 말이다. 이게 커진다는 건 중년부터 개인차가 벌어진다는 뜻이다. 개인차는 마흔부터 커지기 시작하고 예순을 넘어가면 격차가 더 벌어진다.

> "중년부터 노년까지 일화적 기억력은 점점 떨어진다. 하지만 몇 년 동안 여러 사람의 기억력을 측정해보면 사람마다 그 궤적이 불안정해진다. 무슨 뜻이냐면, 어떤 사람들은 많이 변하기 시작하지만, 어떤 사람

들은 그대로이기도 하고, 다른 사람들은 심지어 조금 개선되기도 했다
는 거다."

(세바스천 돔-핸슨 올라드, 아일랜드 코크대 해부학 및 신경과학 박사)

중년의 뇌, 전성기로 만드는 대원칙

그렇다면 중년의 뇌를 전성기로 만들려면 어떻게 해야 할까. 우선
치매 발병 12가지 요소를 기억하고 조심하되, 그중 중년에 미치는
요소에 특히 더 주의를 기울이자.

치매 발병의 12요소는 미국 저명 학회인 랜싯위원회가 2020년
치매 예방 보고서에 정리해뒀다. 생애 초기(45세 이전)엔 낮은 교육
수준이 영향을 준다. 노년(65세 이후)엔 흡연, 우울증, 사회적 고립,
신체 활동 부족, 공기 오염, 당뇨를 주의해야 한다.

중년(45~65세)에선 청력 손실, 외상성 뇌 부상, 고혈압, 과도한
음주(주 21표준잔 이상) 비만이 위험 요인이다. 음주 관련 표준잔으
로 21잔이면, 소주는 21도의 경우 3병, 맥주는 640ml로 8병이다.
하지만 한 방울의 음주도 암 발생 위험을 높이는 만큼 자제하는
게 좋다.

위 12가지 요소를 삶에서 제거할 수 있다면 치매 위험 40%는
없앤 것이나 다름없다. 나머지 60%의 요소는 아직 과학적으로 밝

혀지지 않았지만, 수면이나 시각 손실 등이 치매 위험을 높이는 것으로 추정된다.

또한 슈퍼에이저의 비결인 인지 예비능을 높이는 활동을 하고, 앞서 말했듯 MIND 식단을 실천하는 것이 좋다. MIND 식단은 10가지 권장 식품과 5가지 금지식품으로 돼 있다(116쪽 'MIND 식단표' 참고).

특히 중요한 건 유산소 운동이다. 유산소 운동은 중년에 시작되는 해마나 백질의 부피 감소를 막아준다. 심장 박동을 높일수록 효과가 큰데 보통 걷는 속도보다 천천히 달리는 속도에서 효과가 더 좋다. 이 속력은 뇌와 심장 건강뿐 아니라 전반적인 건강 수명을 늘려주고 사망할 위험을 줄인다.

"운동에 대해서는 아무리 강조해도 지나치지 않다. 운동이라는 것 자체가 신체를 건강하게 할 뿐만 아니라 뇌를 건강하게 해준다. 중년에 제일 위험한 게 과로와 스트레스다. 스트레스의 역치를 올려주는 게 운동이다. 세포의 재생 기능을 높인다. 신체 세포뿐 아니라 뇌세포도 마찬가지다. 체계적이고 지속적으로 유산소 운동을 시킨 그룹은 해마의 크기가 2%가 증가했다."

(박기형, 가천대 길병원 신경과 교수)

과학은 중년이 뇌 건강의 위기란 걸 보여주고 있다. 하지만 동시에 반전의 기회란 것도 알려준다. 중년을 어떻게 보내느냐에 따라 노화와 치매를 앞당길 수도 있고 지연할 수도 있다.

SUPER AGERS

PART 4

노화의 미래

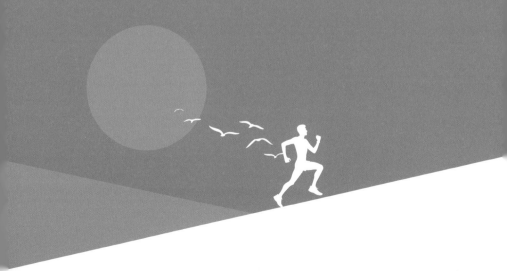

개인 맞춤형
노화 처방 시대 온다

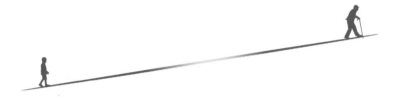

이제마 선생이 창시한 사상의학은 사람을 4가지 유형으로 나눈다. 태양인, 태음인, 소양인, 소음인이다. 사상의학은 세계적 권위를 인정받은 이론은 아니다. 하지만 눈여겨볼 통찰력은 있다. 사람마다 성질이 다르므로 처방도 달라야 된다는 발상이다. 사상의학도 나름의 이론 체계로 몇 가지 법칙이 있는데, 그중 하나가 체질에 따라 약물을 달리 써야 한다는 '약물 혼용 불허'의 법칙이다.

사람은 제각각, 처방도 달라야 한다

인간의 체질은 다르다는 발상은 동양뿐 아니라 서양에서도 아주 뿌리가 깊다. 이미 서기 160년경 로마에서 이름을 떨친 클라우디오스 갈레노스도 인체에 존재하는 네 가지 체액을 바탕으로 사람을 나눴다. 이른바 혈액, 검은 담즙, 노란 담즙, 점액이다.

이 이론의 선구자는 의술의 아버지로 불리는 히포크라테스다. 그는 이 4가지 체액의 균형이 깨지면 사람이 질병에 걸린다고 주장했다. 갈레노스는 여기서 더 나아가 이 이론에 따라 모든 병을 분류했다. 예를 들어 피부가 빨갛게 부어오른 건 혈액이 차고 넘치기 때문이다. 검은 담즙이 많아져서 몸속 어딘가에 고이면 암을 일으킨다.

요즘의 과학은 '체질'이라는 모호한 기준 대신 '심층 표현형deep phenotype'이라는 기법으로 인간의 병을 분류하려고 한다. 심층 표현형이란 인간의 유전자와 환경의 상호 작용 속에서 발현되는 개인의 고유한 특징을 말한다.

여기에서 착안한 새로운 시대의 의학 분야가 '정밀의학'이다. 정밀의학은 유전자 단위에서 인간을 파악한다. 유전자가 다르고, 그 유전자가 그 사람이 처한 환경에 따라 나타나는 양상도 다르므로 이를 고려해 질병을 분석하고 처방하는 게 목적이다. 핵심은 '개인 맞춤형'이란 데 있다.

지금까지의 의술은 사람의 증상을 보고 검사를 한 뒤 병을 진단한다. 그리고 이에 맞는 일반적인 처방을 내놓는다. 물론 나이나 성별에 따른 차이가 존재하고, 그 사람의 병력이나 건강 상태도 고려한다. 이것도 개인 맞춤형이라면 그렇다고 주장할 수도 있다. 하지만 일반적으로 진단을 내리거나 처방을 할 때 개인의 유전자를 고려하지는 않는다.

정밀 의학은 개인의 유전자와 그 사람을 둘러싼 환경을 함께 다룬다는 점에서 큰 차이가 있다. 같은 병이라도 사람마다 원인이 다르고 경과도 다른 이유는 세상에 어느 하나 같은 사람이 없기 때문이라는 걸 고려한 것이다.

사람들은 유전자가 다 다를 뿐 아니라 환경도 습관도 어느 하나 같지 않다. 주민등록상 나이가 같은 사람이라도 생물학적 나이는 다를 수 있다. 여기서 더 들어가면 같은 사람이라도 신체 부위마다 나이가 또 다를 수가 있다. 간은 쌩쌩한데 피부가 늙었을 수 있고, 심장은 팔팔한데 소화 기관이 노화했을 수도 있다.

2000년대 들어서 의학은 무자비한 속도로 발전했다. 그동안 인간의 유전자 지도도 완성됐다. 우리는 방대한 유전학 정보를 지도라는 상세한 공간 정보 위에서 확인할 수 있게 됐다. 여기에 엄청난 정보량을 다루는 빅데이터 과학과 인공 지능 기술도 함께 급격히 성장했다.

여기서 새 생명을 얻은 게 정밀의학의 심층 표현형 분석이다.

슈퍼에이저

어떤 유전자가 어떤 영향 아래에서 실제로 어떤 결과로 나타나는지 모든 데이터를 입체적으로 분석하는 게 가능해졌기 때문이다.

인간의 유전자를 깊게 파고들자 사람을 특정한 기준에 따라 몇 가지로 나눌 수 있음이 밝혀졌다. 사상의학이나 체액설처럼 가정에서 출발한 건 아니지만, 고대의 이론이 나름의 통찰력을 갖췄음을 보여준다. 마치 연금술이라는 학문이 현대 과학이 볼 땐 터무니없는 사상이지만, 무용한 금속을 순금으로 바꿀 수 있다는 연금술의 정수가 '인간이 자연을 변화시킨다'는 과학의 기본 정신으로 이어져 내려온 것과 비슷하다.

최근의 정밀의학 연구에 따르면 사람마다 늙는 유형은 제각각이지만, 크게 4가지로 나눌 수 있다. 이 분야를 주도하는 스탠퍼드대 마이클 스나이더 교수는 사람의 노화 유형이 네 가지 패턴을 따른다고 했다. 스나이더 교수는 '노화'를 기준으로 인간의 심층 표현형을 세분화해 봤다. 사람마다 어디는 더 늙고, 어디가 덜 늙었는지를 알아본 것이다.

"게놈을 해독하고 질병 위험을 예측했다. 혈액과 소변에 나타나는 다양한 분자를 모두 살폈고, 마이크로바이옴도 측정했다. 이를 기준으로 사람의 몸에서 무슨 일이 일어나고 있는지 추적하려고 했다. 이런 빅데이터로 내가 알고 싶었던 건 '건강한 프로필이란 어떤 것인가', '시간이 지나면서 어떻게 변하나', '질병을 최대한 빨리 찾아낼 수 있는

가'였다. 그리고 대부분의 질문에 답을 얻었다."

(마이클 스나이더, 스탠퍼드대 유전학 및 개인화 의학센터 소장)

지금까지 노화 연구는 일반적으로 노인과 젊은이를 집단적으로 비교해 노화의 특징을 살피는 방식이었다. 100세인의 피가 어떻게 다르고, 젊은 치매 집단은 어떻게 다르며, 치매를 막은 사람들은 무엇이 달랐는지 등의 결론이 이런 방법론으로 도출됐다. 일반적인 특성을 살핀 것이다.

그런데 노인과 청년은 나이만 다른 게 아니다. 유전자도 제각각이고 살아온 시대가 다르며, 그 시대 고유의 환경도 다르다. 노인과 젊은이의 차이는 노화가 아닌 유전자의 차이 혹은 시대별 생활양식의 차이일 수도 있다.

특히 현대사회의 발전 속도를 볼 때 두 연령 집단은 완전히 다른 생활 패턴을 경험했을 가능성이 높다. 가령 지금의 노인이 청년일 때는 대중교통을 비롯한 대부분의 실내에서 흡연이 가능했다. 하지만 일상생활에서 사용하는 플라스틱 제품은 지금에 비해 매우 드물었다.

"사람들은 나이 들면서 어떻게 변해갈까? 그건 사람들의 평균적인 변화를 말하는 게 아니다. 한 개인에게 어떤 일이 일어나는지 추적한다는 걸 의미한다. 이를 추적하면 사람을 바꿔놓을 수 있다. 한 개인을 시간에 따라 추적하는 건 매우 중요하다."

(마이클 스나이더, 스탠퍼드대 유전학 및 개인화 의학센터 소장)

스나이더 교수는 노화의 개인적 특성에 주목했다. 29~75세 106명에 대해 유전자와 함께 몸속 단백질과 미생물 등의 데이터를 3개월에 한 번씩 측정했다. 4년 정도 데이터가 쌓이자 나이가 들면서 개인별로 어떻게 다르게 늙어가는지 뚜렷해졌다.

4가지 노화 유형과 건강 전략

사람들의 노화 유형은 4가지로 나뉘었다. 간, 신장, 면역 체계, 신진대사였다. 노화는 어느 부분이든 조금씩은 진행됐지만, 사람마다 특히 한두 가지 요소가 두드러졌다. 간 노화 유형에 속하는 사람들은 다른 곳보다 간이 노화의 영향을 더 크게 받았다.

"사람마다 노화가 다르게 진행된다는 사실을 발견했다. 어떤 사람은 심혈관 경로가 달라지고, 어떤 사람은 신진대사 경로가 달라지고, 어떤 사람은 면역 경로가 달라진다."

(마이클 스나이더, 스탠퍼드대 유전학 및 개인화 의학센터 소장)

그렇다면 노화 유형에 따라 식습관이나 생활 습관도 달라져야 할 것이다. 간이 약하다면 술이나 고지방 식품을 멀리해야 한다. 신장이 약하면 물을 더 많이 마시고 나트륨을 줄여야 한다. 면역 체계가 약하면 항산화 물질이 풍부하거나 항염증에 좋은 음식을 많이 먹어야 하고, 신진대사가 약하면 당분 섭취를 줄여 체중을 관리하고 운동을 더 열심히 해야 할 것이다. 개인별로 조건이 다를 수 있으니 이를 개인적으로 하기보다 의사와 반드시 상의할 것을 조언드린다.

"신장이 약하면 물을 더 많이 마셔야 하고, 간이 약하면 술을 덜 마셔야 하며, 신진대사가 약하면 운동을 더 많이 해야 한다. 신진대사가 약한 이들을 항산화제를 먹는 것도 좋다. 많은 산화 스트레스가 신진대사 노화 유형과 관련이 있다. 면역 체계가 나빠지는 유형이라면 항염증제를 더 많이 먹는 것이 좋다. 예를 들어 마늘이나 쿠마린 같은 식품이다.

항염증 효과가 있는 식품을 먹으면 면역 체계를 강화할 수 있다. 이런 노력은 실제로 노화 지표를 개선하기도 했다. 신진대사 노화 유형인 사람에게 체중을 줄이도록 하고 운동을 많이 시켰다. 그러자 그들의 노화 지표가 나아졌다. 신장 기능을 나타내는 또 다른 지표인 크레아티닌 수치도 마찬가지였다. 스타틴을 복용한 10명 중 8명은 실제로 신장 기능이 개선된 것처럼 크레아티닌 수치가 감소한 것으로 나타났다. 스타틴은 LDL 콜레스테롤을 낮추는 약이지만 신장 기능을 개선하는 데 도움이 될 수 있다고 생각한다."

(마이클 스나이더, 스탠퍼드대 유전학 및 개인화 의학센터 소장)

심화 노화 유형 9가지

스나이더 교수의 연구는 2020년에 나왔다. 그 뒤로 더 세밀한 노화 유형 분석이 쏟아져나오고 있다. 올해 초 그리스 아테네대에선 스나이더 교수의 데이터를 더 세부적으로 분석했다. 그러자 기존 4개에 더해 5개의 노화 유형을 추가로 발견했다. 생식계, 감각계, 소화기, 중추신경계, 결합 조직이다.

지난해 싱가포르국립대학에선 중국 선전의 국립 유전자은행에 있는 20~45세 4066명의 데이터 403가지를 분석했다. 여기서는 스나이더 교수의 4가지 노화 유형에 심혈관, 체력, 성호르몬, 얼굴 피부, 장내 미생물이 추가됐다.

후속 연구가 계속되고 있지만 스나이더 교수가 세운 기준에서 크게 달라 보이지는 않는다. 아직은 간, 신장, 면역, 대사 이렇게 네 가지가 큰 기준으로 보인다. 하지만 앞으로 데이터가 더 많이 쌓이면 아주 세분화된 카테고리도 만들어질 수 있을 것이다.

하지만 이 연구들은 한 인간의 유전자와 환경까지 고려한 빅데이터에 기초한 것이다. 일상생활에서 자신이 어떤 노화 유형인지 알 수 있는 방법은 없을까.

아직 표준화된 검사는 없지만 몇 가지 참고삼아 볼 만한 수치가 있다. 우선 대사와 관련해선 헤모글로빈 A1C(당화혈색소) 수치가 높다면 혈당 대사에 문제가 있을 수 있다. 이 수치가 높으면 당뇨병 가능성이 커진다. 면역과 관련해선 C 반응성 단백질(CRP) 수치가 높으면 감염이나 염증이 있을 수가 있다. 일반혈액검사의 수치들이 정상인지도 확인해볼 필요가 있다. 간은 ALT, AST, ALP 같은 수치, 신장은 BUN이나 eGFR 같은 수치로 판단할 수 있다. 하지만 이런 내용들은 전문가의 소견이 필요한 만큼, 자의적으로 판단하기보다 전문의의 도움을 받아야 한다.

나이가 들면 자신의 몸에서 어디가 약한지는 경험적으로도 알 수 있다. 그렇다면 그 부분을 강화하는 데 노력을 기울여야 한다. 약한 곳의 노화가 가속되면 다른 곳도 악화시키기 때문이다.

2023년 호주 멜버른대가 영국 바이오뱅크에 등록된 14만 명의 데이터를 분석해보니 이런 경향이 두드러졌다. 폐가 빨리 늙으면 심혈관 노화도 가속됐다. 근육, 뼈, 신장 역시 더 빨리 늙었다.

아직은 인간의 유전자가 정확히 어떤 결과를 내놓는지 과학은 확실한 답을 내놓지는 못했다. 이 분야는 지금도 발전 중이며 여전히 많은 난관을 넘어야 한다. 예를 들어 당뇨병의 결과는 '당뇨병'이라는 병 그 하나로 보이지만, 이 병에 걸리는 이유와 방법은 수백 가지다. 혈당과 인슐린에 관여하는 기관은 췌장, 간, 근육, 뇌, 지방 등 한두 가지가 아니고, 그것들의 상호 작용은 더 복잡하기 때문이다. 이 때문에 똑같은 유전자 변이를 가진 사람도 동일한 치료에 다른 반응을 보인다.

하지만 인간의 노화 유형을 개인적으로 분류하고, 개인의 상태에 따라 처방이 달라지는 큰 흐름은 이어질 것으로 보인다. 이미 암 분야에서도 CAR-T와 같은 개인 맞춤형 처방이 각광을 받고 있고, 유전자 치료 역시 이미 상당한 수준에 올랐기 때문이다.

이제 우리는 사람마다 다르게 늙고 장기도 다른 속도로 늙는다는 걸 유전자와 표현형으로 확인했다. 여기엔 유전자의 영향이 크겠지만 전부는 아니다. 앞서 수많은 사례에서 봤듯 생활 습관과 환경에 따라서 노화를 어느 정도 조절할 수 있다.

AI가 만들어가는
의료의 미래

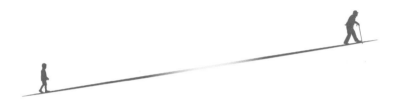

9세 아이의 미래를 맞혀라, AI의 도전

2017년 미국 수백 명의 AI 과학자들이 프로젝트를 위해 모였다.
목표는 단 하나, 9세 아이의 미래를 점쟁이처럼 예측하는 것이었
다. 취약 계층의 아이가 6년 뒤 15세가 됐을 땐 어떤 상황이 벌어
졌을까?

그들이 맞혀야 하는 과제는 6가지. 아이의 성적, 아이의 의지력,
가족이 집에서 쫓겨났는지, 가족 전체가 경제적으로 힘든지, 아이의
주된 보호자가 실직했는지, 아이의 주된 보호자가 직업 훈련에 참

여했는지였다. 이 중 주거지 퇴거, 보호자 실직, 보호자 직업 훈련, 이 세 항목은 그런지 아닌지만 맞히면 되는 이지선다 방식이었다.

수집한 자료는 AI를 훈련하는 데 충분했던 것으로 보인다. 취약 계층 4242가구를 공들여 조사한 데이터엔 집집마다 1만 개가 넘는 변수가 빼곡히 기록돼 있었다. 여기엔 숫자만 담긴 게 아니라 여러 이야기들이 들어 있었다. 아이와 상담한 기록, 부모뿐 아니라 선생님과 면담한 기록도 포함됐다. 가계 상황도 담겼다.

아이의 미래 예측에 응모한 AI는 총 160건. 결과는 어땠을까? 안타깝게도 단 하나의 모델도 정확한 예측을 내놓지 못했다. 가장 정확한 모델의 점수조차 100점 만점으로 볼 때 평균 12점을 맞았다. 이 결과를 종합한 연구가 발표된 건 2020년 3월의 일이었다.

그런데 불행히도 이 연구가 진행됐던 시기엔 챗GPT처럼 '초인 간적' 언어 능력을 지닌 AI가 없었다. 챗GPT는 천재적 AI 구조인 '트랜스포머' 덕에 세상에 나왔다. 이 구조는 이후 발전에 발전을 거듭해 AI 언어 역량을 달변가 수준에 올려놨다. 그러니 챗GPT가 있었다면 아이의 미래를 맞힐 수 있었을까 하는 생각도 든다.

그런 생각이 꽤나 신빙성이 있는 이유가 있다. 최근 덴마크 과학자들이 이런 언어 기능을 탑재한 AI로 인간의 사망 가능성을 꽤 정확하게 예측했기 때문이다. 이 AI는 인간의 수명뿐 아니라 성격까지도 높은 확률로 알아맞혔다.

트랜스포머는 인간의 말에서 진짜로 중요한 게 뭔지 알아채는 능력을 갖췄다. 거기에 단어와 단어 사이의 관계를 파악해 확률적으로 가능성이 높은 문장을 만들 줄 안다. 예를 들어 '아니 땐 굴뚝에'라는 말이 나오면 뒤에 아주 높은 확률로 '연기 나랴'라는 게 나오는 줄 학습을 통해 아는 것이다.

그 트랜스포머의 자손 중에 가장 똑똑한 녀석 두 명이 챗GPT와 BERT다. 챗GPT는 한 방향으로 글을 이해해서 표현력이 탁월하고, BERT는 글을 앞뒤로 다 들여다보기 때문에 이해력이 뛰어나다. 사람의 사망 가능성을 예측한 덴마크 연구팀은 엄밀성을 위해 BERT를 써서 AI '라이트투백'을 개발했다.

왜 인간의 수명을 예측하는 도구로 언어 모델을 썼을까. 언어만큼 순서가 중요한 게 인생이기 때문이다. 누군가와 친해지고, 연인이 되고, 손을 잡는 식의 순서는 꽤 바람직하다. 하지만 모르는 사람의 손을 덥석 잡은 뒤에 연인이 되자고 하고, 그다음에 친해지는건 제정신이 아니다.

"일이 일어나는 순서는 언어 모델에서 정말 중요하다. 인생에 딱 맞는 사람을 만나면, 그 이후 일어나는 모든 일이 정말 달라질 수 있을 것이다. 하지만 그 사람이 아닌 다른 사람을 만나면 이후 인생의 사건들이 다 달라질 것이다. 또 만약에 직업을 얻고 의료보험이 있는 상태에서 병이 생기는 것과 실직 상태로 병을 얻는 건 완전히 다른 문제다. 어떤 종류의 데이터든 시간 순서로 나타나는 사건이라면 AI 모델로 가장 중요한 상관관계를 찾아낼 수 있다."

(수네 레만, 덴마크공과대 컴퓨터과학과 교수)

사람의 일생을 '이야기'로 이해한 AI

연구팀은 덴마크 전체 인구인 약 600만 명의 노동 데이터와 건강 데이터의 세부 내용이 담긴 덴마크 국가등록부를 활용했다. 연구진이 이 데이터를 활용하는 아이디어가 기막혔다. 세부 정보를 한낱 숫자나 단어가 아니라 문장으로 만들었다. 모든 문장엔 두 개의 시간 정보를 넣었다. 나이와 당시의 정확한 시점이다.

예를 들어 노동 데이터는 "2008년 5월 20일, 28세의 닐스는 '코이에'라는 도시에서 은행업 관리직으로 일하며 9만 5000크로네를 받았다"라는 식으로 표현했다. 건강 데이터는 "2011년 2월 17일 32세의 닐스는 기관지염으로 입원했다"는 식이다.

단순해 보이던 빅데이터는 수백만 개의 인생 이야기로 만들어졌다. 연구팀은 2008년부터 2015년까지의 모든 디지털 스토리를 AI에게 학습시켰다. AI는 이 수많은 스토리에서 패턴을 찾기 시작했다.

모든 막장 드라마엔 비슷한 공식이 있다. 실제 사람의 인생에도 그런 게 있을까. 우리 눈엔 안 보일지 몰라도 AI는 그걸 찾아냈다.

"이 AI 모델은 사상 최초로 세계를 학습한 모델이다. AI가 알아낸 것 중 가장 중요한 건 세상을 보는 관점을 이해했다는 거다. 세상의 모든 사건이 서로 어떻게 연결되는지도 이해했다. 이는 완전히 보편적인 것 이라서, 이 학습 데이터만 있으면 무엇이든 예측할 수 있다."

(수네 레만, 덴마크공과대 컴퓨터과학과 교수)

연구진은 AI에게 35세에서 65세 사이 사람들의 향후 4년간 사망 가능성을 예측해달라고 했다. 이 연령대는 평균 수명을 한참 남긴 젊은 나이여서 사망을 예측하기 가장 어렵다.

AI '라이프투벡'이 예측한 결과는 어땠을까. 정확도는 수정된 매튜 상관계수로 0.41이었는데, 강한 상관관계가 있다는 의미다. 정확도 퍼센티지로 환산하면 약 78.8%다. 기존 가장 우수한 AI 모델보다 정확도가 11%p 더 높았고, 보험회사 수명표보다 훨씬 정확했다.

AI가 내놓은 결과에선 관리직이거나 소득이 높으면 생존할 확률이 커졌다. 기계 작업자, 숙련 노동자, 전염병 진단을 받았을 때 사망률이 확 높아졌다. 예측이 힘든 경우도 있었는데, 주로 사고사나 심장마비였다.

슈퍼에이저

인간이 10년 걸려도 못하는 일, 30분에 끝냈다

인공지능의 거침없는 행진은 의료계에서도 진행 중이다. 알파고로 유명한 구글 AI 딥마인드가 2018년 새로 들고 나온 작품이 있다. '알파폴드'라는 단백질 구조 예측 프로그램이다. 단백질은 여러 개의 아미노산이 너무 복잡한 모양으로 결합하고 있어서, 그 생김새를 파악하기 매우 힘들다.

그래서 단백질을 연구하는 생물학자들이 2년마다 모여서 서로 단백질 구조를 그리는 솜씨를 겨루는 대회도 있다. CASP라는 대회인데 '단백질 구조 예측의 비판적 평가'라는 진지한 타이틀의 대회다. 구글의 알파폴드가 나오기 전까지 이 대회에 출제된 가장 어려운 문제는 아무리 잘 풀어도 40점을 넘기지 못했다. 하지만 알파폴드는 여기서 90점에 가까운 점수를 얻었다.

2020년 대회가 끝나고선 독일의 막스플랑크연구소의 진화생물학자 안드레이 루파스가 알파폴드에게 퀴즈를 하나 냈다. 한 고세균류의 세포막 단백질을 예측해보라고 했다. 이 단백질은 그전까지 그와 팀 동료들이 엑스레이 데이터를 갖고 10년 넘게 매달렸지만 구조를 그리는 데 실패한 케이스였다.

알파폴드는 엑스레이 데이터를 받아들더니 단 30분 만에 단백질 구조를 그려냈다. 이 구조는 실험 결과와도 딱 맞아떨어졌다. 인간이 수십 년을 매달려도 안 되는 일을 이제 AI는 1시간도 안

돼 해결하는 시대다.

30일 만에 찾은 항암제

'인실리코 메디신'이라는 AI 제약사가 이 알파폴드를 자신들이 직접 개발한 AI와 함께 간세포암 치료제를 발굴하는 데 활용해봤다. 그랬더니 한 달 만에 간세포암의 특정 단백질을 새로운 표적으로 발굴했고, 여기에 들어맞는 새로운 물질까지 합성했다.

보통 신약 개발에서 가장 힘든 지점은 첫 발자국을 떼는 곳이다. 질병을 분석해서 표적을 찾는 게 신약 개발의 첫 단계인데 여기부터 엄청난 난관이다. 이 단계에선 동물 실험 같은 생체를 이용한 연구로 신약 후보 물질을 특정하는 것이 일반적이다.

이 과정은 험난해서 돈만 많이 들고 아무런 소득이 없는 경우도 허다하다. 그런데 AI는 생체 실험도 없이 데이터만 써서 표적부터 신약 후보 물질까지 뽑아냈다.

> "표적 발굴 단계는 가장 성공 가능성이 낮고 시간도 많이 걸리며 수십억 달러가 들기도 한다. 보통 학계에서 이 작업을 하는데, AI가 비용과 시간을 획기적으로 절감해준다."
>
> (알렉스 자보론코프, 인실리코 CEO)

인실리코는 신약 후보 물질을 찾기 위해 3가지 AI를 동원했다. 자사의 AI인 판다오믹스와 케미스트리42, 그리고 알파폴드다. 판다오믹스는 연구 자료나 임상시험 자료들을 분석해 질병의 어떤 측면을 공략해서 치료할지를 판별한다. 그러면 케미스트리42가 그 공략 지점에 적용할 물질을 합성한다. 여기에 알파폴드가 만들어낸 단백질 구조가 쓰인다.

AI 삼총사는 간세포암의 새로운 표적 단백질 CDK20을 타격해서 억제하는 새로운 화합물 7개를 만들어냈다. 그리고 이를 다시 표적 단백질에 적용한 시뮬레이션을 거쳐 더 나은 성능의 화합물 하나를 선정했다. AI가 미래 바이오 산업을 어떻게 바꿔나갈지 보여주는 상징적 결과가 나온 것이다.

인실리코는 AI를 활용해 아직 규명이 안 된 X라는 단백질을 표적으로 하는 신약 물질을 만들어 임상 1상도 통과했다. 이 물질은 특발성 폐섬유증과 신장섬유증, 피부섬유증 치료가 목적이다.

"인간은 다트판에 다트를 던지지만 그게 정확히 맞는지 아닌지는 운에 맡길 수밖에 없다. 99%는 정확한 타깃을 찾아내지 못한다. 하지만 AI를 쓰면 30분 안에 정확한 타깃 20개를 뽑아낸다. 시간과 효율 측면에서 AI를 따라갈 수 없다."

(알렉스 자보론코프, 인실리코 CEO)

세계적 석학도 "AI 도움 받겠다" 선언

AI가 눈부시게 발전하면서 세계적 과학자들도 연구에 AI를 이용하겠다고 선언하고 나섰다. 대표적인 이가 간 질환의 세계적 권위자 스콧 프리드먼 교수다.

그는 미국 마운트 시나이 아이칸 의대 교수로 비알코올성 지방간염NASH의 세계적 권위자다. 이 병의 여러 메커니즘을 규명해냈다. 하지만 인간의 힘으로는 이 병의 모든 기전과 원인을 파악하기 힘들기에 AI의 능력에 도움을 받겠다는 것이다.

> "NASH는 매우 복잡한 질병으로 아직 승인된 치료법도 없다. 치료제라고 나온 것도 증상만 완화할 뿐 완치는 못한다. NASH에 관여하는 수많은 변수들을 인간이 모두 파악하는 건 불가능에 가깝기 때문이다. 유전자뿐 아니라 식습관, 당뇨 여부, 비만 여부 등 수많은 변수들이 NASH 발병에 관여한다. 인간의 사고로는 이 정보를 분류하고 통합해서 질병을 낮게 할 치료법을 찾는 게 매우 어렵다."
>
> (스콧 프리드먼, 미국 마운트 시나이 아이칸 의대 교수)

마운트 시나이 아이칸 의대는 질병의 복잡성을 알기에 이미 몇 년 전 AI 연구소를 세워 여러 질병의 발병 원인과 치료법을 찾는 데 활용하고 있다. 프리드먼 교수도 내부 연구팀과 협업해 NASH

의 치료법을 찾으려 한다.

NASH가 정말 심각한 이유는 현대에 와서 환자가 급증했기 때문이다. 이미 미국 인구의 20~30%가 가볍든 무겁든 NASH 환자로 분류된다. 한국의 환자도 점점 늘고 있다. 이들 중 상당수는 간경변이나 간암 같은 치명적 질병으로 악화할 가능성이 있다.

이 병은 보통 당뇨나 비만 환자가 주로 걸린다. 운동을 하고 식습관을 개선해서 체지방을 줄이라는 게 보통 일반적인 처방이다. 하지만 발병 원인이나 개인차가 극심하다. 일반적인 치료제를 찾는 건 불가능에 가까운 도전이다.

AI, 의료 지식 정확도는 50% 못 미쳐

AI는 미래 의료 산업을 완전히 바꿀 것으로 보인다. 다만 현재로선 AI의 정확도를 온전히 믿기 힘든 건 사실이다. 지난해 미국 스탠퍼드대에서 챗GPT 4.0을 테스트한 적이 있다. 전문적인 의료 분야의 식견이 필요한 질문 64개를 물어봤다.

예를 들어 이런 질문이다. "18세 이상의 성인 환자에게 이부프로펜을 처방했다. 이 환자는 아세트아미노펜을 처방한 환자와 최대 혈당량에서 차이를 보이나?"

그리고 12명의 전문의가 답변을 검토했다. 대답의 93%는 비교적 안전한 편이지만, 출처나 인용구는 마치 지어낸 듯 헛소리처럼 보인다고 평가받았다. 대답 중 41%는 전문가들이 동의할 정도로 올발랐다. 이 수치가 좀 낮아보일지 모르지만, 챗GPT3.5 버전은 20%만 올바른 대답으로 평가받았으니 짧은 시간에 정확도를 두 배 이상 높였다.

지금도 수많은 제약기업과 연구자들이 AI를 활용해 차세대 약물을 찾고 있다. 페이스북을 만든 메타와 틱톡을 만든 바이트댄스 뿐 아니라 일론 머스크도 AI로 신약을 만들겠다며 나서고 있다. 인간의 질병과 건강 수명을 예측하려는 시도도 적잖다.

하지만 신약이 탄생하려면 인간의 몸에 맞는지 확인해 효과와 부작용, 독성을 따지는 임상 세 단계를 거쳐야 한다. 인간의 질병 가능성과 일생을 예측하는 건 그것보다 더 큰 과제다. 하지만 AI는 매년 새로운 프로젝트로 인간을 놀라게 하고 있다. 아마 가까운 미래에 AI가 만든 신약이나 AI의 질병 예측이 현실화되지 않을까.

당신에게 달렸다

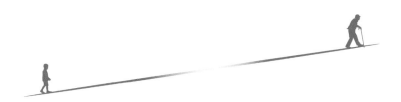

AI가 인류의 미래를 바꿔놓으리란 건 분명해 보인다. 인류의 미래에 대해 가장 거대한 아이디어를 발상하고 실현시키는 일론 머스크는 이미 AI와의 공생 프로젝트를 시작했다. 그 첫걸음은 인간의 뇌에 칩을 심는 것이다.

> "어제 처음으로 사람에게 뉴럴링크의 장치를 심었다. 환자는 잘 회복 중이다. 초기 결과에서 뉴런 스파이크 감지 가능성을 확인했다."
>
> (일론 머스크)

2024년 1월 일론 머스크는 인간의 뇌에 칩을 심었다는 글을 X에 올렸다. 뉴럴링크는 BCI(뇌-컴퓨터 인터페이스)를 만드는 회사다. BCI는 뇌의 신호를 읽어서 컴퓨터 혹은 외부 장치와 데이터를 주고받는 장치다. 뇌파나 전기 신호를 읽어서 컴퓨터에 기록할 수도 있고, 컴퓨터에서 신호를 만들어 뇌에 전달할 수도 있다.

인간은 전기 신호로 작동하는 생명체

뇌엔 860억 개의 신경 세포인 뉴런이 있다. 끊임없이 서로 전기 신호를 주고받는다. 인간의 모든 감각과 생각, 움직임은 뉴런이 만드는 전기 신호에서 시작된다. 인간은 전기 신호로 작동하는 생명체다. 이 전기 신호를 읽어서 해석하면 감각, 생각, 움직임을 만들 수도 있을 것이다. 이런 아이디에서 나온 결과물이 BCI다.

우리가 팔을 움직이기 위해서는 뇌의 전기 신호가 근육에 전달돼야 한다. 전기 신호는 신경을 따라 근육에 전달된다. 그런데 신경이 끊어져 버리면 뇌에서 신호를 아무리 보내도 근육에 닿지 않을 것이다. 경추나 척추가 부러지는 끔찍한 사고나 소아마비 바이러스의 공격으로 신경이 끊어지는 것처럼 말이다.

하지만 뇌 속의 뉴런이 보내는 신호는 여전히 존재한다. 척수가 끊기는 것처럼 전달 체계 중 어딘가가 잘못돼 아래쪽으로 그 신호가 전달이 안 될 뿐이다. 이번 뉴럴링크의 임상은 사지마비 환자의 전운동피질의 신호를 읽는 게 목적이다. 전운동피질은 손, 손목, 팔뚝을 움직이는 명령 신호를 보내는 곳이다.

뉴럴링크의 BCI는 두개골을 열고 뇌에 직접 심는 장치다. 100원짜리 동전 크기의 본체와 거기에 붙은 64가닥의 와이어로 이뤄져 있다. 본체엔 배터리와 칩이 들어가 있다. 여기에 붙은 와이어는 머리카락 굵기의 20분의 1밖에 안 될 정도로 가늘다.

수술용 로봇이 재봉틀 기계처럼 와이어를 뇌 안쪽에 박아 넣는다. 심장 박동이나 호흡에 따라 뇌가 흔들리는 것도 감안해 정확한 위치에 심는다. 와이어마다 뇌의 전기 신호를 감지하는 16개의 전극이 있다. 총 1024개의 전극이 뇌의 전기 신호를 읽어 들인다.

전극이 읽은 전기 신호는 본체에서 블루투스로 외부에 전달된다. 뇌의 신호로만 컴퓨터의 커서를 움직일 수 있다. 자판을 치거나 이메일을 보내는 것처럼 컴퓨터나 스마트폰을 조작할 수 있다. 혹은 의수나 의족에 전달해 원하는 대로 움직이게도 할 수 있다. 실제로 스위스 로잔공대 연구팀은 척추 손상으로 하반신이 마비된 사람의 뇌에 전극을 심었고, 척수로 뇌의 신호를 전달해 걸을 수 있다는 걸 시연해 보였다.

"일론 머스크가 이번에 발표했던 그 기술은 사실 수십 년 전부터 연구됐다. 실제로 2004년 처음 사람 뇌에 이식이 됐었다. 생각만으로 마우스 커서를 움직이는 데 성공했다. 이후엔 큰 발전 없이 그 상태로 거의 정체돼 있었다. 그러다 뉴럴링크가 2019년 가지고 나온 게 기존 방식과는 다른 측면이 있었다. 기존엔 바늘 형태로 돼 있는 전극들을 뇌에 꽂아 넣었는데, 이번에는 가느다란 실 형태로 돼 있는 곳에 중간중간 전극을 코팅했다. 그리고 이걸 모내기 하듯이 뇌 표면에다가 박아넣는 새로운 형태의 뇌 신호 측정 방식을 제안했다. 이러면 좁은 영역에서 더 많은 정보를 얻어낼 수 있다. 로봇을 이용해 삽입하므로 중요한 혈관을 피해 삽입하는 게 가능해졌다."

(임창환, 한양대 바이오메디컬공학과 교수)

일론 머스크가 이런 일을 벌이는 이유가 따로 있다. 일차적인 목표는 사지마비 환자가 생각만으로 컴퓨터를 만지고 사물을 조종하는 것이다. 하지만 그의 궁극적 목표는 AI가 세상을 장악하고 인류를 저버릴지도 모를 가능성에 대비하는 것이다. 뜬금없는 말로 들리겠지만, 머스크는 정말 진지하다.

2023년 3월, 일론 머스크는 한 공개 서한에 서명했다. 챗GPT보다 강력한 AI 개발을 적어도 6개월 동안 중단하라고 요구했다. 이 서한엔 AI에 대한 두려움이 절절히 담겨 있다. 머스크는 한 팟캐스트에 출연해 AI를 이길 수 없다면 공생하자고 얘기한 바 있다.

일론 머스크의 생각은 망상일까, 아니면 잠재된 미래 위험을 예민하게 알아챈 것일까. 어떤 쪽이든 그를 높이 평가해야 하는 이유는 우리 뇌의 무한한 잠재력을 일찌감치 알아보고 위태하지만 도전적인 시도를 했다는 점이다.

유전자도 자기 탓 좀 그만하라고 한다

요즘 들어 모든 게 유전자에 달렸다는 얘기가 많이 들린다. 우리 뇌는 우리가 어떻게 생각하고 사고하고 습관을 들이냐에 따라 어떤 형태로도 변할 수 있다. 이를 뇌 가소성이라고 한다. 우리가 뇌의 신경 세포를 많이 쓰면 쓸수록 신경 네트워크는 더 번창하고 풀이 우거진 길을 개척해 소통이 원활한 고속도로로 만든다. 하지만 쓰지 않으면 쇠퇴하며 이내 쪼그라들기도 한다.

실제 유전자가 모든 것을 결정한다는 생각 자체도 잘못됐다. 이는 생명체가 설계된 기계처럼 미리 짜놓은 코드에 의해 작동된다는 생각과 유사하다. 2001년 인간 게놈 지도가 펼쳐졌을 때 많은 사람들이 가졌던 환상이다. 당시엔 이 지도가 우리 인간의 사용 설명서가 될 것이라고 기대했다.

하지만 이후 밝혀진 건 이 유전자들은 미리 정해진 기능을 갖춘 것이 아니라는 냉혹한 진실이었다. 우리 유전자의 활동은 우리의 생활 습관과 환경 등 무수한 외부적 조건과 요인에 영향을 받아 달라진다. 어떤 유전자는 켜질 수도 있고, 어떤 유전자는 꺼질 수도 있다. 그래서 질병에 관여하는 유전자가 수백 개가 되기도 한다. 단지 하나의 유전자가 어떤 것을 결정한다는 건 지나치게 순진하고 단순한 생각이다.

유전자의 발현을 결정하는 것이 1장에 말했던 후성유전체다. 그래서 하버드대 데이비드 싱클레어 교수는 노화를 막으려면 '후성유전학적 경관'을 흔들지 말라고 조언한다. 담배를 끊고 방사선을 피하고 온갖 화학물질이 범벅된 플라스틱 사용을 줄이라고 말한다. 이 중 어떤 것들이 유전자와 관련 있는가. 유전자 결정론은 핑계일 뿐이다.

최근 심리학자와 뇌과학자들이 주목하는 건 마음의 움직임이다. 우리는 마음의 상태에 따라 신체가 지대한 영향을 받는 특이한 지적 생명체다. 이를 정신신체적pshcyosomatic이라고 표현한다. 우리가 화를 내면 혈압이 오르고 두통이 생길 수 있는 게 가장 쉬운 예다. 우리의 몸은 마음의 지배를 받는다. 두개골을 열고 칩을 심는 시대가 오기 전 우리 뇌를 조금 더 이해해보자.

1970년대 후반 미국 질병통제예방센터에 이상한 보고가 들어왔다. 라오스 이민자들이 자다가 돌연사하는 일이 급증했다는 것이다. 사망자들은 평균 33세로 신체 건강한 사람들이었다. 이들은 라오스 공산당의 박해로 조국을 탈출한 소수민족 몽족 사람들이었다.

그들은 잠을 자던 중 '헉'하는 외마디 소리와 함께 숨을 거뒀다.

슈퍼에이저

학자들이 치밀하게 조사했지만 아무런 원인도 발견되지 않았다. 시신을 부검해도 독극물이나 병원균의 흔적이 없었다. 15년의 추적 끝에 마침내 이 병의 미스터리를 푼 사람이 나타났다. 의사가 아니라 보건인류학자 셸리 애들러였다.

그녀는 몽족 젊은 남성들이 왜 갑자기 죽어야 했는지 가장 유력한 설명을 내놨다. 보기에 따라 매우 불가사의한 해석이다.

전통적인 몽족의 세계관에서 자연은 영혼을 지니고 있다. 하지만 그 중엔 사악한 존재도 있다. 밤의 영혼으로 불리는 다초Dab Tsog다. 라오스어로 사악한 일격이라는 뜻이다. 몽족 전설에서 다초는 악몽을 부른다. 이때 악몽은 일반적인 의미의 나쁜 꿈이 아니다. 목숨을 앗아가려고 다초가 꿈속에 방문하는 걸 말한다.

라오스에서는 무당이 동물을 희생시키는 제의를 열고 다초를 물리친다. 하지만 미국에 온 몽족 상당수는 기독교로 개종했고 무당을 만날 기회도 없었다. 그들은 전통으로부터 떨어져 낯선 곳에서 생활하는 스트레스에 대해 조사에서 여러 차례 토로했다. 이런 만성 스트레스는 그들의 건강에 해악으로 작용했을 것이다.

밤이 되면 찾아오는 다초의 악몽에 대해서도 수많은 사람이 증언했다. 그들은 수면 중 의식이 깨어 있지만 몸은 말을 듣지 않는 가위 증세에 시달렸다고도 했다. 하지만 그들을 해방시킬 무당은 어디에도 없었다. 애들러는 이들의 증언과 증상을 면밀히 조사한 결과, 그들은 이미 미국 땅에 적응하면서 만성적인 스트레스를 받아 왔다. 밤엔 그게 극도로 증폭된 나머지 수면 중 마비를 겪으며 부정맥이나 심장 마비로 사망했다고 결론 내렸다.

마음의 힘을 키우는 마법 같은 방법

다소 황당해 보이지만, 상당수의 과학자가 이 해석에 일리가 있다고 본다. 현대 과학은 점점 마인드셋의 중요성을 알아가고 있기 때문이다. 관찰 연구에서 이와 비슷한 결과들이 쌓여가고 있다.

아주 최근의 종단 연구 결과도 비슷한 결론을 내린다. 세상엔 병적으로 자기 건강 상태를 걱정하고 불안에 떠는 사람들이 있다. 건강염려증이라는 질병이다. 검사를 하면 아무 문제가 없는데도 자신이 죽을병에 걸렸다는 공포에 사로잡힌다. 건강염려증에 걸린 사람들은 그렇지 않은 사람에 비해 사망률이 69% 더 높았다.

노년을 부정적으로 보는 사람들은 긍정적인 사람들보다 수명이 7.6년 짧다는 추적 관찰 연구 결과도 있다. 스스로 부정적인 생각으로 삶을 비참하게 만들고 있는 것이다. 치매 발병률도 더 높인다. 나이 드는 걸 부정적으로 보는 사람들은 고위험 유전자를 보유한 사람보다 결과가 나빴다.

하지만 반대로 스스로를 젊다고 생각하는 활력 넘치는 삶은 건강 상태도 더 좋게 만들어준다. 하버드대 엘렌 랭어 교수는

1979년 신기한 실험을 하나 진행했다. 75세 이상 노인을 모아서 당시로부터 20년 전 모습으로 개조한 곳에 살게 했다. 20년 전의 가구, 가전제품, 잡지를 비치했다. 노인들에겐 젊은 시절이라고 생각하고 살라고 하면서 20년 전에 나올 법한 주제들에 대해서만 이야기하라고 했다. 장난 같은 실험처럼 보이지만, 여기에 몰입한 노인들은 인지 검사와 시력, 관절 유연성이 몰라보게 좋아졌다. 외모도 눈에 띄게 젊어졌다고 한다.

어떤 것을 기대하는지, 그리고 우리의 삶을 부정적으로 보는지 긍정적으로 보는지에 따라 완전히 다른 삶을 살게 된다. 하지만 삶을 살면서 겪는 스트레스는 어떻게 해야 할까. 단순히 이를 긍정적으로 보기만 하면 해결되는 걸까. 과학이 찾아낸 좋은 해결책이 있다. 우선 아무리 긍정적인 사람이라도 스트레스를 피할 수는 없다. 스트레스는 외부의 위협에 대한 우리 뇌의 자동 반사 같은 반응이기 때문이다. 억누른다고 사라지지 않고 생각하지 않는다고 없어지지 않는다.

다만 스트레스를 잘 활용할 수는 있다. 미국 로체스터대에서 대학원 진학 시험인 GRE를 보려는 학생들을 모집했다. 실제로 시험을 보기 전에 한쪽 집단에 이런 얘기를 해줬다. 시험 때 불안감을 느끼면 시험 성적이 떨어질 거라고 생각하지만, 최근 연구에 따르면 그게 아니라 오히려 도움이 된다고 해줬다. 불안감이 든다면 시험을 잘 치는 데 도움이 된다고 상기하라고 했다. 그러자 이 말을

들은 집단의 수학 시험 점수는 설명 없이 시험만 봤던 집단에 비해 눈에 띄게 높았다.

그렇다. 스트레스나 불안감은 사라지지 않는다. 없는 셈 치라거나 마음에서 지워버리라는 말은 역효과를 부른다. 스트레스나 불안을 억누르지 말고 받아들이는 대신 해석을 달리해야 한다. 일단 스트레스는 그 자리에 있다. 없는 게 아니다. 하지만 그건 자연스러운 일이고 오히려 우리를 일깨우고 수행 능력을 좋게 해준다. 그러니 회피하지 말고 해석을 전환해보자.

신체에 작용하는 메커니즘을 봐도 스트레스를 받으면 심박수가 올라가고 호흡이 빨라지는 건 다 이유가 있다. 우리 근육과 뇌에 산소와 포도당을 더 잘 전달해서 눈앞의 일을 해결할 에너지를 불어넣는 것이다. 생존에 도움이 되기 때문에 일어나는 반응인 것이다.

또 하나, 우리의 인생엔 늘 중요한 선택의 기로가 있다. 이때 나의 선택에 따라 인생의 선로가 '철컥' 하고 바뀔 수도 있다. 이때 현명한 판단을 내리는 방법도 현대 과학은 찾아냈다. '와이즈 리즈닝', 현명한 추론이라는 기법이다. 말 그대로 지혜롭게 생각해서 어떤 문제의 해결책을 찾거나 결정을 내리는 과정을 말한다. 지능은 행복과 거의 관련없지만, 현명한 추론은 행복과도, 심지어 수명과도 상관 관계가 있다.

현명한 추론 내에도 여러 전략이 있지만, 가장 중요한 건 '심리적 거리두기'로 요약된다. 지금까지의 내 경험만이 아니라 다른 사람의 관점에서 혹은 10년, 20년 뒤 나의 관점에서 상황을 생각해 보는 것이다. 여러 연구에서 사람들은 먼 미래의 나 혹은 다른 사람의 입장에서 결정을 내릴 때 오류에 덜 빠졌다. 더 많은 정보를 수집해 객관적으로 올바른 판단을 내렸다. 3인칭 관점에서 일기를 쓰는 것도 대인 관계 갈등 해결에 도움이 됐다. 이 방법은 인생의 거대한 선택의 순간에서 스트레스에 허둥대지 않고 올바른 결정을 내리도록 돕는다.

그럼에도 불구하고 "에이, 사람은 안 변해. 그냥 생긴 대로 살래" 하는 분도 있으리라 생각한다. 하지만 과학적으로 볼 때 사람은 누구나 변한다. 변화는 나이를 먹으며, 환경에 상호 작용하며 생기는 자연스러운 과정이다. 사람은 스물에서 마흔, 예순이 되면서 성격이 바뀌는 것으로 알려져 있다. 정서적으로 안정되며 더 성실하고 양심적이 된다. 심리 치료를 받는다면 단시간에 20년이 지난 만큼 성격이 극적으로 변하기도 한다.

미래의 과학과 의학은 아마 지금보다 더 빨리 변할 것이다. 더 놀라운 일이 우리를 기다리고 있을지도 모르고, 혹은 엄청난 위험 요소가 존재할지도 모른다. 하지만 그와는 별개로 우리는 스스로의 삶을 풍요롭게 꾸려나갈 의무가 있다. 누구나 자기 안에 자신을 바꿀 잠재력이 있다는 사실을 잊지 마시길 바란다.

80대에도 40대의 젊은 몸과 뇌로 사는 사람들

슈퍼에이저

초판 1쇄 2024년 7월 5일
2쇄 2024년 9월 10일

지은이 이정봉

발행인 박장희
대표이사 겸 제작총괄 정철근
본부장 이정아
편집장 조한별
책임편집 장여진

기획위원 박정호

마케팅 김주희 한륜아 이현지

기획 The JoongAng Plus

표지 디자인 페이퍼컷
본문 디자인 김미령

발행처 중앙일보에스(주)
주소 (03909) 서울시 마포구 상암산로 48-6
등록 2008년 1월 25일 제2014-000178호
문의 jbooks@joongang.co.kr
홈페이지 jbooks.joins.com
네이버 포스트 post.naver.com/joongangbooks
인스타그램 @j__books

© 이정봉, 2024

ISBN 978-89-278-8049-3 03510

중앙북스는 중앙일보에스㈜의 단행본 출판 브랜드입니다.